U0307640

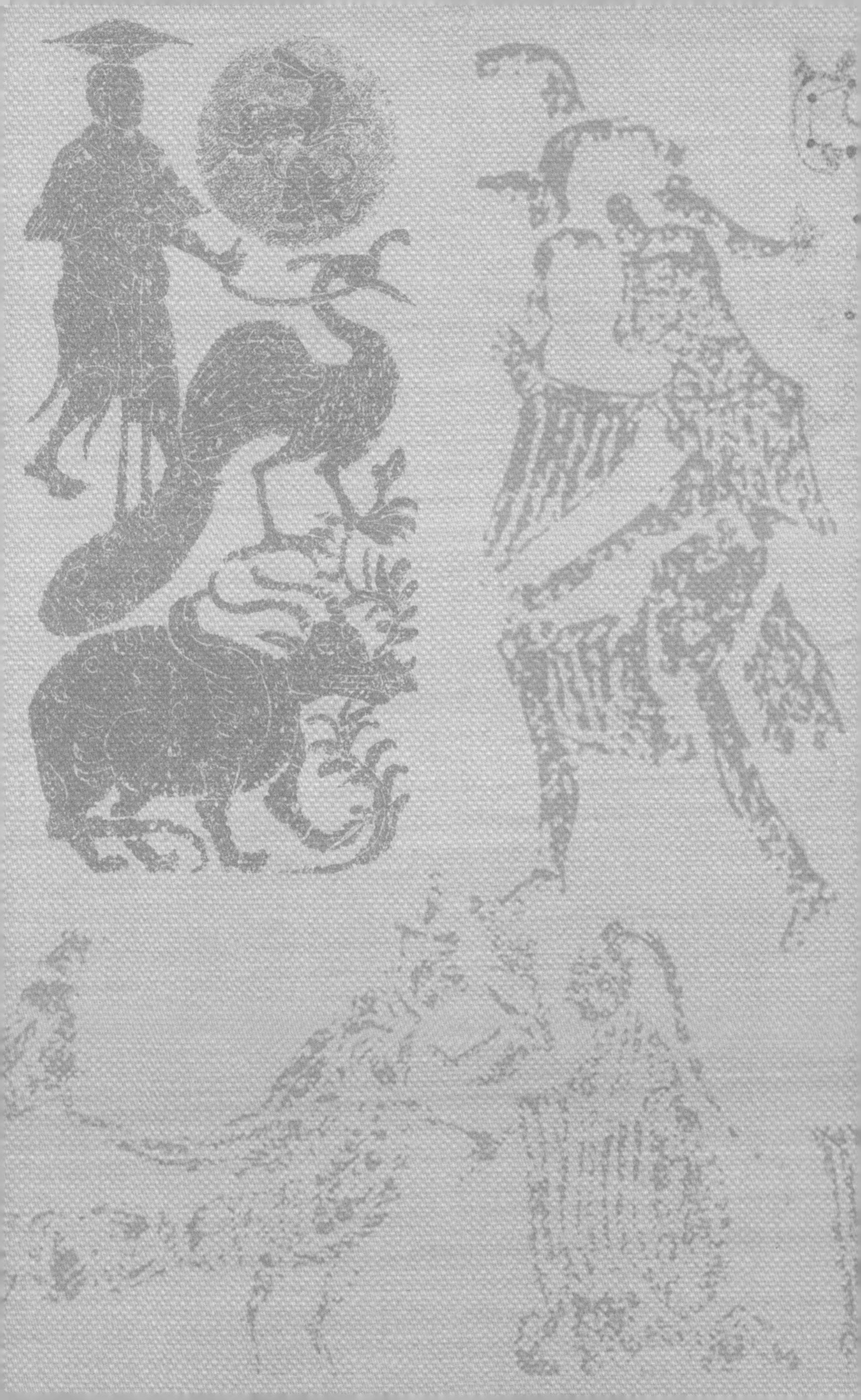

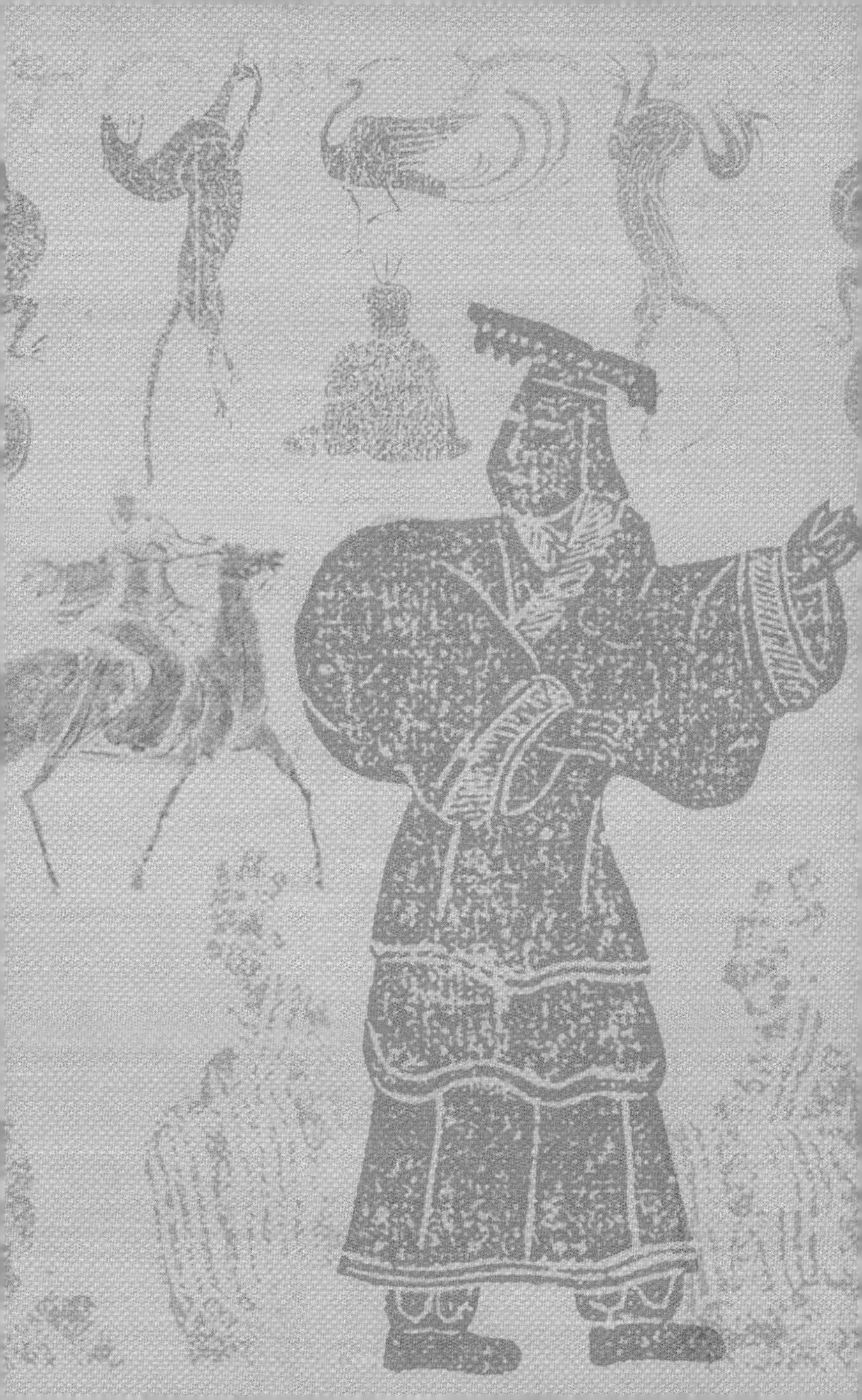

中国古医籍整理丛书

汤液本草经雅正

清·钱雅乐　钱敏捷　钱质和　辑

朱继峰　黄晓华　王枫　校注

中国中医药出版社

·北　京·

图书在版编目（CIP）数据

汤液本草经雅正／（清）钱雅乐等辑；朱继峰，黄晓华，王枫校注．—北京：中国中医药出版社，2015.12（2024.7 重印）

（中国古医籍整理丛书）

ISBN 978－7－5132－2806－0

Ⅰ.①汤…　Ⅱ.①钱…　②朱…　③黄…　④王…　Ⅲ.①本草—中国—清代　Ⅳ.①R281.3

中国版本图书馆 CIP 数据核字（2015）第 255553 号

中国中医药出版社出版
北京经济技术开发区科创十三街 31 号院二区 8 号楼
邮政编码　100176
传真　010 64405721
北京盛通印刷股份有限公司印刷
各地新华书店经销

*

开本 710×1000　1/16　印张 20.5　字数 140 千字
2015 年 12 月第 1 版　2024 年 7 月第 2 次印刷
书　号　ISBN 978－7－5132－2806－0

*

定价　59.00 元
网址　www.cptcm.com

服务热线　010 64405510
购书热线　010 64065415　010 64065413
微信服务号　zgzyycbs
书店网址　csln.net/qksd/
官方微博　http://e.weibo.com/cptcm
淘宝天猫网址　http://zgzyycbs.tmall.com

国家中医药管理局
中医药古籍保护与利用能力建设项目
组织工作委员会

项目专家组

顾　问　马继兴　张灿玾　李经纬

组　长　余瀛鳌

成　员　李致忠　钱超尘　段逸山　严世芸　鲁兆麟
郑金生　林端宜　欧阳兵　高文柱　柳长华
王振国　王旭东　崔　蒙　严季澜　黄龙祥
陈勇毅　张志清

项目办公室（组织工作委员会办公室）

主　任　王振国　王思成

副主任　王振宇　刘群峰　陈榕虎　杨振宁　朱毓梅
刘更生　华中健

成　员　陈丽娜　邱　岳　王　庆　王　鹏　王春燕
郭瑞华　宋咏梅　周　扬　范　磊　张永泰
罗海鹰　王　爽　王　捷　贺晓路　熊智波

秘　书　张丰聪

前言

中医药古籍是传承中华优秀文化的重要载体，也是中医学传承数千年的知识宝库，凝聚着中华民族特有的精神价值、思维方法、生命理论和医疗经验，不仅对于传承中医学术具有重要的历史价值，更是现代中医药科技创新和学术进步的源头和根基。保护和利用好中医药古籍，是弘扬中国优秀传统文化、传承中医学术的必由之路，事关中医药事业发展全局。

1949 年以来，在政府的大力支持和推动下，开展了系统的中医药古籍整理研究。1958 年，国务院科学规划委员会古籍整理出版规划小组在北京成立，负责指导全国的古籍整理出版工作。1982 年，国务院古籍整理出版规划小组召开全国古籍整理出版规划会议，制定了《古籍整理出版规划（1982—1990）》，卫生部先后下达了两批 200 余种中医古籍整理任务，掀起了中医古籍整理研究的新高潮，对中医文化与学术的弘扬、传承和发展，发挥了极其重要的作用，产生了不可估量的深远影响。

2007 年《国务院办公厅关于进一步加强古籍保护工作的意见》明确提出进一步加强古籍整理、出版和研究利用，以及

“保护为主、抢救第一、合理利用、加强管理”的方针。2009年《国务院关于扶持和促进中医药事业发展的若干意见》指出，要“开展中医药古籍普查登记，建立综合信息数据库和珍贵古籍名录，加强整理、出版、研究和利用”。《中医药创新发展规划纲要（2006—2020）》强调继承与创新并重，推动中医药传承与创新发展。

2003～2010年，国家财政多次立项支持中国中医科学院开展针对性中医药古籍抢救保护工作，在中国中医科学院图书馆设立全国唯一的行业古籍保护中心，影印抢救濒危珍本、孤本中医古籍1640余种；整理发布《中国中医古籍总目》；遴选351种孤本收入《中医古籍孤本大全》影印出版；开展了海外中医古籍目录调研和孤本回归工作，收集了11个国家和2个地区137个图书馆的240余种书目，基本摸清流失海外的中医古籍现状，确定国内失传的中医药古籍共有220种，复制出版海外所藏中医药古籍133种。2010年，国家财政部、国家中医药管理局设立“中医药古籍保护与利用能力建设项目”，资助整理400余种中医药古籍，并着眼于加强中医药古籍保护和研究机构建设，培养中医古籍整理研究的后备人才，全面提高中医药古籍保护与利用能力。

在此，国家中医药管理局成立了中医药古籍保护和利用专家组和项目办公室，专家组负责项目指导、咨询、质量把关，项目办公室负责实施过程的统筹协调。专家组成员对古籍整理研究具有丰富的经验，有的专家从事古籍整理研究长达70余年，深知中医药古籍整理研究的重要性、艰巨性与复杂性，履行职责认真务实。专家组从书目确定、版本选择、点校、注释等各方面，为项目实施提供了强有力的专业指导。老一辈专家的学术水平和智慧，是项目成功的重要保证。项目承担单位山东中医药大学、南京中医药大学、上海中医药大学、福建中医药大学、浙江省中医药研究院、陕西省中医药研究院、河南省中医药研究院、辽宁中医药大学、成都中医药大学及所在省市中医药管理部门精心组织，充分发挥区域间互补协作的优势，并得到承担项目出版工作的中国中医药出版社大力配合，全面推进中医药古籍保护与利用网络体系的构建和人才队伍建设，使一批有志于中医学术传承与古籍整理工作的人才凝聚在一起，研究队伍日益壮大，研究水平不断提高。

本着"抢救、保护、发掘、利用"的理念，该项目重点选择近60年未曾出版的重要古医籍，综合考虑所选古籍的保护价值、学术价值和实用价值。400余种中医药古籍涵盖了医经、基础理论、诊法、伤寒金匮、温病、本草、方书、内科、外科、女科、儿科、伤科、眼科、咽喉口齿、针灸推拿、养生、医案医话医论、医史、临证综合等门类，跨越唐、宋、金元、明以迄清末。全部古籍均按照项目办公室组织完成的行业标准《中医古籍整理规范》及《中医药古籍整理细则》进行整理校注，绝大多数中医药古籍是第一次校注出版，一批孤本、稿本、抄本更是首次整理面世。对一些重要学术问题的研究成果，则集中收录于各书的"校注说明"或"校注后记"中。

"既出书又出人"是本项目追求的目标。近年来，中医药古籍整理工作形势严峻，老一辈逐渐退出，新一代普遍存在整理研究古籍的经验不足、专业思想不坚定等问题，使中医古籍整理面临人才流失严重、青黄不接的局面。通过本项目实施，搭建平台，完善机制，培养队伍，提升能力，经过近5年的建设，锻炼了一批优秀人才，老中青三代齐聚一堂，有效地稳定了研究队伍，为中医药古籍整理工作的开展和中医文化与学术的传承提供必备的知识和人才储备。

本项目的实施与《中国古医籍整理丛书》的出版，对于加强中医药古籍文献研究队伍建设、建立古籍研究平台，提高古籍整理水平均具有积极的推动作用，对弘扬我国优秀传统文化，推进中医药继承创新，进一步发挥中医药服务民众的养生保健与防病治病作用将产生深远影响。

第九届、第十届全国人大常委会副委员长许嘉璐先生，国家卫生计生委副主任、国家中医药管理局局长、中华中医药学会会长王国强先生，我国著名医史文献专家、中国中医科学院马继兴先生在百忙之中为丛书作序，我们深表敬意和感谢。

由于参与校注整理工作的人员较多，水平不一，诸多方面尚未臻完善，希望专家、读者不吝赐教。

国家中医药管理局中医药古籍保护与利用能力建设项目办公室

二〇一四年十二月

许序

“中医”之名立，迄今不逾百年，所以冠以“中”字者，以别于“洋”与“西”也。慎思之，明辨之，斯名之出，无奈耳，或亦时人不甘泯没而特标其犹在之举也。

前此，祖传医术（今世方称为“学”）绵延数千载，救民无数；华夏屡遭时疫，皆仰之以度困厄。中华民族之未如印第安遭染殖民者所携疾病而族灭者，中医之功也。

医兴则国兴，国强则医强。百年运衰，岂但国土肢解，五千年文明亦不得全，非遭泯灭，即蒙冤扭曲。西方医学以其捷便速效，始则为传教之利器，继则以“科学”之冕畅行于中华。中医虽为内外所夹击，斥之为蒙昧，为伪医，然四亿同胞衣食不保，得获西医之益者甚寡，中医犹为人民之所赖。虽然，中国医学日益陵替，乃不可免，势使之然也。呜呼！覆巢之下安有完卵？

嗣后，国家新生，中医旋即得以重振，与西医并举，探寻结合之路。今也，中华诸多文化，自民俗、礼仪、工艺、戏曲、历史、文学，以至伦理、信仰，皆渐复起，中国医学之兴乃属必然。

迄今中医犹为国家医疗系统之辅，城市尤甚。何哉？盖一则西医赖声、光、电技术而于20世纪发展极速，中医则难见其进。二则国人惊羡西医之“立竿见影”，遂以为其事事胜于中医。然西医已自觉将入绝境：其若干医法正负效应相若，甚或负远逾于正；研究医理者，渐知人乃一整体，心、身非如中世纪所认定为二对立物，且人体亦非宇宙之中心，仅为其一小单位，与宇宙万象万物息息相关。认识至此，其已向中国医学之理念“靠拢”矣，虽彼未必知中国医学何如也。唯其不知中国医理何如，纯由其实践而有所悟，益以证中国之认识人体不为伪，亦不为玄虚。然国人知此趋向者，几人？

国医欲再现宋明清高峰，成国中主流医学，则一须继承，一须创新。继承则必深研原典，激清汰浊，复吸纳西医及我藏、蒙、维、回、苗、彝诸民族医术之精华；创新之道，在于今之科技，既用其器，亦参照其道，反思己之医理，审问之，笃行之，深化之，普及之，于普及中认知人体及环境古今之异，以建成当代国医理论。欲达于斯境，或需百年欤？予恐西医既已醒悟，若加力吸收中医精粹，促中医西医深度结合，形成21世纪之新医学，届时“制高点”将在何方？国人于此转折之机，能不忧虑而奋力乎？

予所谓深研之原典，非指一二习见之书、千古权威之作；就医界整体言之，所传所承自应为医籍之全部。盖后世名医所著，乃其秉诸前人所述，总结终生行医用药经验所得，自当已成今世、后世之要籍。

盛世修典，信然。盖典籍得修，方可言传言承。虽前此50余载已启医籍整理、出版之役，惜旋即中辍。阅20载再兴整理、出版之潮，世所罕见之要籍千余部陆续问世，洋洋大观。

今复有“中医药古籍保护与利用能力建设”之工程，集九省市专家，历经五载，董理出版自唐迄清医籍，都400余种，凡中医之基础医理、伤寒、温病及各科诊治、医案医话、推拿本草，俱涵盖之。

噫！璐既知此，能不胜其悦乎？汇集刻印医籍，自古有之，然孰与今世之盛且精也！自今而后，中国医家及患者，得览斯典，当于前人益敬而畏之矣。中华民族之屡经灾难而益蕃，乃至未来之永续，端赖之也，自今以往岂可不后出转精乎？典籍既蜂出矣，余则有望于来者。

谨序。

第九届、十届全国人大常委会副委员长

许嘉璐

二〇一四年冬

王 序

中医学是中华民族在长期生产生活实践中，在与疾病作斗争中逐步形成并不断丰富发展的医学科学，是中国古代科学的瑰宝，为中华民族的繁衍昌盛作出了巨大贡献，对世界文明进步产生了积极影响。时至今日，中医学作为我国医学的特色和重要医药卫生资源，与西医学相互补充、相互促进、协调发展，共同担负着维护和促进人民健康的任务，已成为我国医药卫生事业的重要特征和显著优势。

中医药古籍在存世的中华古籍中占有相当重要的比重，不仅是中医学术传承数千年最为重要的知识载体，也是中医为中华民族繁衍昌盛发挥重要作用的历史见证。中医药典籍不仅承载着中医的学术经验，而且蕴含着中华民族优秀的思想文化，凝聚着中华民族的聪明智慧，是祖先留给我们的宝贵物质财富和精神财富。加强对中医药古籍的保护与利用，既是中医学发展的需要，也是传承中华文化的迫切要求，更是历史赋予我们的责任。

2010 年，国家中医药管理局启动了中医药古籍保护与利用能力建设项目。这既是传承中医药的重要工程，也是弘扬优秀民族文化的重要举措，不仅能够全面推进中医药的有效继承和创新发展，为维护人民健康作出贡献，也能够彰显中华民族的璀璨文化，为实现中华民族伟大复兴的中国梦作出贡献。

相信这项工作一定能造福当今，嘉惠后世，福泽绵长。

国家卫生和计划生育委员会副主任

国家中医药管理局局长

中华中医药学会会长

王国强

二〇一四年十二月

马 序

新中国成立以来，党和国家高度重视中医药事业发展，重视古籍的保护、整理和研究工作。自 1958 年始，国务院先后成立了三届古籍整理出版规划小组，分别由齐燕铭、李一氓、匡亚明担任组长，主持制定了《整理和出版古籍十年规划（1962—1972）》《古籍整理出版规划（1982—1990）》《中国古籍整理出版十年规划和“八五”计划（1991—2000）》等，而第三次规划中医药古籍整理即纳入其中。1982 年 9 月，卫生部下发《1982—1990 年中医古籍整理出版规划》，1983 年 1 月，中医古籍整理出版办公室正式成立，保证了中医古籍整理出版规划的实施。2002 年 2 月，《国家古籍整理出版“十五”（2001—2005）重点规划》经新闻出版署和全国古籍整理出版规划领导小组批准，颁布实施。其后，又陆续制定了国家古籍整理出版“十一五”和“十二五”重点规划。国家财政多次立项支持中国中医科学院开展针对性中医药古籍抢救保护工作，文化部在中国中医科学院图书馆专门设立全国唯一的行业古籍保护中心，国家先后投入中医药古籍保护专项经费超过 3000 万元，影印抢救濒危珍、善、孤本中医古籍1640余种，开展了海外中医古籍目录调研和孤本回归工作。2010年，国家财政部、国家中医药管理局安排国家公共卫生专项资金，设立了“中医药古籍保护与利用能力建设项目”，这是继1982～1986年第一批、第二批重要中医药古籍整理之后的又一次大规模古籍整理工程，重点整理新中国成立后未曾出版的重要古籍，目标是形成并普及规范的通行本、传世本。

为保证项目的顺利实施，项目组特别成立了专家组，承担咨询和技术指导，以及古籍出版之前的审定工作。专家组中的许多成员虽逾古稀之年，但老骥伏枥，孜孜不倦，不仅对项目进行宏观指导和质量把关，更重要的是通过古籍整理，以老带新，言传身教，培养一批中医药古籍整理研究的后备人才，促进了中医药古籍保护和研究机构建设，全面提升了我国中医药古籍保护与利用能力。

作为项目组顾问之一，我深感中医药古籍保护、抢救与整理工作的重要性和紧迫性，也深知传承中医药古籍整理经验任重而道远。令人欣慰的是，在项目实施过程中，我看到了老中青三代的紧密衔接，看到了大家的坚持和努力，看到了年轻一代的成长。相信中医药古籍整理工作的将来会越来越好，中医药学的发展会越来越好。

欣喜之余，以是为序。

中国中医科学院研究员

马继兴

二〇一四年十二月

校注说明

《汤液本草经雅正》为钱雅乐、钱敏捷、钱质和所辑的本草著作。原书为手写稿本，成于清光绪十一年（1885）。原书稿现存上海中医药大学图书馆，未见相关流传刻本。全书共10卷，书中收录药物400余种。辑录内容主要来自明清本草专著，尤以清代本草专著为主。绝大部分内容摘自《本草纲目》《本草述钩元》《本经逢原》《神农本草经疏》《本草崇原》等十余部书籍，其他内容则广泛引自其他医书，并涉及经、史、子、集各科诸多书籍。书中征引内容经过作者概括整理，重点突出，以适合临证应用，可作为本草入门之参考书。

本书实为钱艺主持，与其子钱雅乐等共同辑录。钱艺（1831—1911），字兰陔，晚号隐谷老人，江苏太仓人，世居南郊乡。擅内科，行医于嘉定、太仓、昆山一带，颇有医名。钱艺三子，长子雅乐，字韵之；次敏捷，字韵之；三质和，字淡人，与其父皆为当地名医。钱艺晚年集60年之验案，撰成《慎五堂治验录》，子三人之验案附之，共12卷。钱艺还主持撰有《念初居笔记》《重校瘟疫论》等，钱雅乐集有《医学萃精》，钱敏捷编纂有《证治要旨》。

原书系作者稿本，未见相关刻本流传，属孤本，故以上海中医药大学所藏清光绪十一年（1885）稿本为底本，综合使用他校、本校和理校的方法进行校注整理。

校注方法如下：

1. 校勘时力图保留稿本原貌，做到有校必记。原文中所引文句，一般都有归纳修改。凡文义通顺、符合医理者，一律保留原文，不作校正。如引文意义与引用原文有明显讹误，文义不通，有悖医理者，予以校正，并出校说明。

2. 版式原为繁体竖排，现改为简体横排，原句中表示文义的方位词“左”“右”统一改为“上”“下”，不再出注。

3. 凡原稿中明显错别字及异体字、古字、俗写字等，均径改为规范简化字，不出注。

4. 文中引文作者名、字、号等，若因避讳、俗体、异体等字体变化有多种形式的，统一为现代规范写法，径改不出注。作者原系多个字号的，不作变动。如“宏景”“洪景”统一为“弘景”；“隐庵”“隐菴”“隐葊”统一为“隐庵”；“元素”“洁古”“易老”皆指张元素，保留原文，不作统一变动。

5. 原书有附录六篇，卷一卷首附有“汤液本草经雅正序”“汤液本草经雅正采集诸家药品总数”，卷十卷末附有“序列”“汤液本草经雅正引用诸家本草总目”“汤液本草经雅正引用姓氏汇考”“汤液本草经雅正引用医书外姓氏总目”，现将各篇附录重新排列，统一置于书前，“汤液本草经雅正总目”重新整理增删成“目录”，并统一删去标题中“汤液本草经雅正”七字。

6. 原书目录为“汤液本草经雅正总目”，本书目录对其重新编排整理，并补充了正文附录药物。对于原书目录与正文有出入、顺序颠倒者，据正文乙正。异名、简称等择善而取，不再出校说明。

7. 原书每卷前有“镇洋后学钱艺兰陔鉴定 男雅乐韵之、敏捷勤民、质和淡人氏同集注，孙男伯威俨卿校字”等字，现一并删去，不出校记。

8. 脱文及无法辨认者，以虚阙号“□”按所脱字数一一补入。字数无法计算的用不定虚阙号“⊠”补入。

9. 原文中引文后字号、书名等小字，若位于盖、故等副词之后，为断句需要全部提前，不再出注。例：“亦借此导去虚中之着，所谓若金治虚怯甚速也懋。”改为“亦借此导去虚中之着若金，所谓治虚怯甚速也懋。”

10. 为统一格式，原文药物性味、主治前无“气味”“主”等字的，为统一格式，按文例一律补齐，不再出注。

11. 原有分段与全文不统一的，一律照格式修正律齐，不出注。如卷四蔓草部“葛”条原文主治后即连正文详述，未予换行，现换行统一格式。

序

太古之民穴居野处，食草木之实，饮禽兽之血。当是时也，万物群生《纲鉴》，得其气之粹者为良，得其气之戾者为毒。故有五形也，五气也，五色也，五味也，五性也，五用也时珍。民有疾病，未知药石。炎帝神农氏始味草木之滋，察其寒温平热之性，辨其君臣佐使之义。尝一日而遇七十毒，神而化之。遂作方书，以疗民疾，而医道自此始焉。复察水泉甘苦，令人知所避就，由是斯民无夭札[①]之患《纲鉴》，圣人之所以全民生也灵胎。黄帝有熊氏使岐伯尝味草木，定本草经，造医方，以疗众疾士安，而人得以尽年《纲鉴》，乃知本草之名自黄帝始宗奭。盖药有草木金石虫兽，而云本草者，为诸药中草类最多也保昇。上古圣贤具生知之智，故能辨天下品物性味，合世人疾病所宜。后世贤知之士从而和之宗奭，自陶弘景以后药味日增，用法益广。至明李时珍始，部分十六，类分六十二，旧本千有五百一十八种而外，所增三百七十有四种，共一千八百九十二品而大备灵胎。自《纲目》以后，非不代有名人石顽，但三品虽存，淄渑交混[②]，诸条重出，泾渭不分。苟不察其精微，审其善恶，其何以权七方[③]、衡十剂[④]而寄生死耶时珍？于是以

① 夭札（zhá 闸）：遭疫病而早死。夭，早死；札，夭死。《左传·昭公四年》："疠疾不降，民不夭札。"

② 淄渑（miǎn 免）交混：相传二水味各不同，混合之则难以辨别。淄渑，淄水和渑水的并称，皆在今山东省。

③ 七方：指大、小、缓、急、奇、偶、复七类中医方剂。

④ 十剂：指宣、通、补、泄、轻、重、滑、涩、燥、湿十类中医药物和方剂。

《本经》主治冠列诸首石顽，将后世之书灵胎疏《本经》之大义于委曲难明处，即旁引《别录》等说石顽，辨其是非，取其长而去其短灵胎。遂命儿辈集成是书修园，宣明往范，昭示来学，既不诡于圣经，复易通乎时俗应宿，庶几切于时用而堪羽翼古人矣乎遵程。名之曰“雅正”者，其辞雅，其理正也有席。

时大清光绪十一年岁次乙酉正月中澣①镇洋后学钱艺兰陔甫序

---

① 中澣：每月十一至二十日称中澣。

序 例

神农尝百草，始有医药《史记》。草木、金石、鸟兽、虫鱼堪疗疾者，总名为药《急救章注》。药字①从草，故神农辨药之书曰《本草经》，则本草宜以草部居先。草类甚多，孔子曰：兰为王者之香②。苟折衷于圣人，自当以兰为冠矣秉衡。夫用药治病者，用偏而矫其偏，以药之偏胜太过，故有宜用者，有宜避者，合病情者用之，不合者避之而已，无好尚，无畏忌，惟病是从，然后可以用药鞠通。药者，所以胜病者也嘉言。故集本草者石顽，宜以草部居先秉衡，草木无功，进求金石，用而不效，其毒深矣步青。《周礼》采毒药以供③医事，盖因顽钝沉固，以草木无情之物，声气必不相应。取虫蚁有四④，追拔沉混气血之邪，且血肉有情，栽培身内精血天士。药能医病，不能养人；食能养人，不能医病东坡。药饵偏胜，奚堪久服天士？攻伐荡涤其垢疵矩卿，犹之寇去民穷，正宜抚恤孟英，须以谷食养生天士。盖人之元气以胃气为本，胃气又以谷气为本一中。故无毒治病，十去其九，谷肉果菜，食养尽之岐伯，不曰以药养之一中也。凡失精脱营，良医勿为《内经》。勿徒恃乎草木，当养性而

---

① 字：原作“氏”，据《重庆堂随笔》卷下改。

② 兰为王者之香：东汉蔡邕《琴操·猗兰操》：“《猗兰操》者，孔子所作也。孔子历聘诸侯，诸侯莫能任。自卫反鲁，过隐谷之中，见芗兰独茂，喟然叹曰：‘夫兰当为王者香，今乃独茂，与众草为伍，譬犹贤者不逢时，与鄙夫为伦也。’”

③ 供：原作“拱”，据《临证指南医案》卷七《痹》改。

④ 取虫蚁有四：指鳖甲煎丸中所含虫蚁药。

达生。故曰有药治病，无药怡情岫云。不思草木之性，亦取其偏以适人之用嘉言。今辑历代名贤著述，去其驳杂，取其精微，间附己意以及考验鞠通。首别气味，次辨阴阳，一依《本经》为主，疏考而引证之陆莪。以药性未精，必不能取效。既得其理，所益无限。勿谓其浅显易知而弗加之意也景岳。

凡药之用，或取其气，或取其味，或取其色，或取其性情，或取其所生之时，或取①其所成之地灵胎。故独异之形，独异之性，得独异之名者，必有独异之功能，亦必有独异之偏胜鞠通，以其所偏胜而即资之疗疾，故能补偏救弊，调和五脏灵胎。凡用药者，审而详之之才，各随其所宜，疗寒以热药，疗热以寒药炎帝，此以气为治也灵胎。酸入肝，辛入肺，苦入心，咸入肾，甘入脾。辛走气，咸走血，苦走骨，甘走肉，酸走筋。辛甘发散为阳，酸苦涌泄为阴，咸味涌泄为阴，淡味渗泄为阳。六者或收或散，或缓或急，或燥或润，或濡或坚，以所利而行之，调其气使其平也岐伯，此以味为治也灵胎。色赤而主心，色白而主肺，色黑而主肾，色黄而主脾，色青而主肝守真，此因其色以知其效而为治也灵胎。芦②主升，干与叶枝主长，花主化，子主收，根主藏，木也。草则收藏皆在子。凡干皆升，芦胜于干；凡叶皆散，花胜于叶；凡枝皆走络，须胜于枝；凡根皆降，子胜于根。由芦之升而长而化而收，子则复降而升而化而收矣鞠通。凡药空通者转气机，藤蔓者走经脉，入血亦走经脉，有刺而属金者皆主伐肝，发散毛窍皆所以泻肺士宗。质之轻者上入心肺，重者下入肝肾，中空者发表，内实攻里，枝者

---

① 取：原缺，据《神农本草经百种录·上品·丹砂》改，与上文合。
② 芦：此指“芽”。

达四肢，皮者达皮肤，心干者内行脏腑，枯燥者入气，润泽者入血讱庵。凡药有开合之机兆张，和阴阳之升降若金。虫类皆攻，无血者走气，有血者走血天士；飞者升，走者降晋三。同声相应，同气相求。本乎天者亲上，本乎地者亲下，则各从其类《易经》，所谓因其性而为用者守真。凡夏日所生之物多能解暑鞠通，药以时候①荣枯灵胎，法二至②以暗转阴阳生白，此以物秉之气候为治，又一义也灵胎。天下之物不外五行之气质，凡此胜之之物，皆以五行生克也生白。

男韵之氏、勤民氏同谨识

① 时候：季节，节候。

② 二至：指冬至和夏至。

采集诸家药品总数[1]

《神农本草经》二百十八种[2]

《神农食经》一种

《名医别录》五十有一种

《唐本草》十有七种[3]

《开宝本草》三十种

《嘉祐本草》一十种

《图经本草》一种

《本草拾遗》六种[4]

《日华本草》四种

《用药法象》一种

《证类本草》一种

《日用本草》一种

《本草纲目》一十五种

《本草经疏》一种

《本草从新》二种

《赵氏纲目拾遗》六种[5]

---

① 采集诸家药品总数：原书目录为“汤液本草经雅正总目”，后有“共三百六十五种”文字，与此合计数相符。实录正文顶格书写主药计有364种，下列部分收录总数亦有出入，为作者原误。

② 二百一十八种：实际计有219种。

③ 十有七种：实际计有16种。

④ 六种：实际计有4种。

⑤ 六种：实际计有7种。

引用诸家本草总目

《神农本草经》

《桐君药录》

《神农食经》

《名医别录》梁·陶弘景撰

《药总诀》梁·陶弘景撰

《药性本草》梁·陶弘景撰

《雷公药对》齐·徐之材撰

《李氏药录》魏·李当之撰

《吴氏本草》魏·吴普撰

《炮炙论》宋·雷敩撰

《唐本草》唐高宗皇帝命李勣撰，苏恭修

《千金食治》唐·孙思邈撰

《食疗本草》唐·孟诜撰，张鼎补

《本草拾遗》唐·陈藏器撰

《海药本草》唐·李珣撰

《胡本草》唐·郑虔撰

《四声本草》唐·萧炳撰

《删繁本草》唐·杨损之撰

《药性论》唐·甄权撰

《本草音译》唐·李含光、甄立言、殷子严同撰

《本草性事》唐·杜吾方撰

《食性本草》唐·陈士良撰

《食医心鉴》唐·昝殷撰

《食治通说》唐・娄居中撰

《淮南王食经》汉・刘安撰

《魏食经》北魏・崔浩撰

《蜀本草》蜀主命韩保昇撰

《开宝本草》宋太祖皇帝命马志撰

《嘉祐补注本草》宋仁宗皇帝命掌禹锡撰

《图经本草》宋仁宗皇帝命苏颂撰

《证类本草》宋・唐慎微撰

《本草别说》宋・陈承撰

《日华诸家本草》宋・大明撰

《本草衍义》宋・寇宗奭撰①

《本草注》宋・沈存中撰

《珍珠囊》金・张元素撰

《用药法象》金・李明之撰

《汤液本草》元・王好古撰

《日用本草》元・吴瑞卿撰

《本草歌括》元・胡仕可撰，明・刘纯、熊宗立、傅滋皆撰

《本草衍义补遗》元・朱震亨撰

《本草发挥》元・徐彦纯撰

《救荒本草》明・周定②王撰

《庚辛玉册》明・臞仙撰

《本草集要》明・王汝言撰

《食物本草》明・汪颖撰

---

① 撰：原缺，为统一格式补，后文《本草求真》条同。

② 定：原作“宪”，朱橚，谥定。

《食鉴本草》明·宁原撰
《本草汇编》明·汪机撰
《本草蒙筌》明·陈嘉谟撰
《本草纲目》明·李时珍撰
《本草经疏》明·缪仲淳撰
《本草汇》明·郭佩兰撰
《本草述》明·刘若金撰
《本草选》明·张叔承撰
《本草正》明·张景岳撰
《本草乘雅》明·卢不远撰
《本草半偈》明·卢子由撰
《本草通元》明·李士材撰
《本草征要》明·李士材撰
《药性赋解》明·李士材撰
《本草汇言》明·倪纯宇撰
《本草权度》明·黄世仁撰
《本草发明》明·皇甫嵩撰
《本草经解》叶天士撰
《本草崇原》张隐庵撰
《本经逢原》张石顽撰
《得宜本草》王晋三撰
《本草百种录》徐灵胎撰
《本草经读》陈修园撰
《本草备要》汪讱庵撰
《本草疏证》邹润安撰
《本草原始》李中立撰

《药笼小品》黄退庵撰

《本草从新》吴遵程撰

《本草纲目拾遗》赵恕轩撰

《本草话》赵恕轩撰

《药性元解》赵恕轩撰

《百草镜》赵恕轩撰

《本草韵语》何西池撰

《本草诗笺》朱东樵撰

《本草三注》郭小陶撰

《长沙药解》黄坤载撰

《饮食谱》王孟英撰

《本草类要》詹端方撰

《握灵本草》王东皋撰

《经疏辑要》吴怀祖撰

《本草述钩元》杨时泰撰

《食物本草会纂》沈李龙撰

《药性纂要》王逊撰

《药性考》龙柏撰

《草药纲目》龙君撰

《本草求真》宜黄黄宫绣撰

引用姓氏汇考

神　农	黄　帝	岐　伯	伯　高
张仲景	秦越人	华元化	淳于意
嵇叔夜	葛　洪	皇甫士安	深　师
褚彦道	王启元	钱仲阳	张鸡峰
许叔微	朱　肱	成无己	崔元亮
赵以德	陈自明	严用和	杨士瀛①
李知先	刘守真	张子和	耶律楚材
吕元膺	葛可久	罗天益	王肯堂
戴元礼	韩飞霞	孙东宿	王中阳
虞天民	江篁南	吴又可	邵元伟
楼全善②	赵养葵	吴鹤皋	张凤逵
孙天仁	钱斗保	喻嘉言	魏玉璜
马元仪	薛生白	缪宜亭	冯兆张
秦元功	陈复正	张绮石	秦皇士
戈存橘	尤在泾	王九峰	蒋宝素
高士宗	顾晓澜	裴一中	陈古愚
陈灵石	魏念庭	周杨俊	沈尧封
郭石陶	王秉衡	王大昌	董西园
王清任	章虚谷	吴鞠通	毛达可
尤世辅	王洪绪	徐忠可	沈目南
余师愚	陈平伯	邵步青	汪谢城

① 杨士瀛：原作缺“杨”，据实补。

② 楼全善：原作“娄全善”，楼英，字全善。

谢映卢　费伯雄　汪汉皋　王寿芝
王云丹　程郊倩　祝补斋　程云来
柯韵伯　徐后山　张令韶　罗东逸
谢惠庭　徐蔼辉　汪朴斋　张仲华
赵羽皇　翟玉华　朱松坪　方补德
唐载张　陶厚堂　沈惟祥　叶仲坚
王又原　徵以园　陈心典　陶子闲
刘羽仪　金灿然　邹时乘　陈后山
孙琳　周兼士　郑叔　扬拱
魏念庭　王安道　张季明　王圣俞
刘仲旭　曾世荣　大智禅师[1]　李佐尧
汪瑟庵　林礼丰　毛文锡　韩延寿
毛对仙　范汪　危亦林　继洪
王伯学　郑洵美　刘松石　朱二允
郑奠一　吴师朗　赵晴初　沈明生
熊三　合性士[2]　钱一桂　李仲南
李鹏飞　王怀隐　祖台之　夏子益
王焘　王璆　陈延之　薛立斋
杨诚斋　李楼　陈仁玉　沈诚庄
吴赞宁　陈载安　全丹若　黄海若
方以智　张觐斋　叶暗斋　宋春晖
杨静山　王良生　王站柱　王立人
清水直　李惺庵　周君巢　林羲相
华岫云　刘渊然　苏子由　张叔潜
初虞世　高锦庭

---

① 大智禅师：原作"大智详"，显误，与卷六檗皮条引文合。
② 合性士：清末传教士医师合性，正文卷十流水及海水条作"合性氏"。

引用医书外姓氏总目

五经　四书　说文　字说王安石
正韵　正字通　释名刘熙　尔雅
尔雅翼罗愿　埤雅陆佃　玉篇　类篇
陆贾　王龟龄　李延寿　徐锴
李商隐　公羊　左氏　屈平
徐铉[1]　郭朴　段成式　青霞子
陆机　扬雄　苏东坡　孟浩然
王维　杜预　范成大　洪迈
欧阳修　吕览　管子　朱子
左思　张衡　朱排山　周栎园
史载之　陈延庆　嵩阳子　张文懿
黄公绍　金御乘　虞久□　赵际昌
朱烺斋　盛天然　汪友良　伍涵芬
梁章钜　张华　陆莪　张渠卿
江淹　邹小山　刘恂　谢瞻
顾元熙　顾况　许景尼　纪文达
恽寿平　周叙　崔豹　陆倕
陈翥　司马相如　王晋升　陈言杨
南宫促　孙楚　唐书　魏文帝
韩文公　陶朱公　喻益期[2]　周处

① 铉：原作“铉”，形误。徐铉，五代宋初文学家、书法家。
② 喻益期：原作“俞益明”，据《本草纲目》第三十一卷“槟榔”改。

戴凯之	吕余庆	韩魏公	应　邵
张　协	钱惟演	俞文起	杜　甫
章杏云			

□□□□□□□□□□□□□□不能一例，限以尺幅，楚杂难分，所录□□□□□□□□□□余另有历代医传书名汇目，可□□儒书子集则⍁。

目录

卷一

卷　二

卷　三

卷　四

卷　五

卷 六

卷　七

卷 八

卷 九

卷 十

卷　一

山草部

兰草上品

气味：辛，平，无毒。

主：利水道，杀蛊毒，辟不祥。

阑草为兰，阑，不祥也陆佃。此能辟不祥，故名时珍。草秉天地至清之气而生秉衡，叶得金水清芬之气丹溪。其味辛，舒思虑之郁结秉衡；其气清新甫，蠲蕴伏之浊痰秉衡。开胃清肺，消痰散郁仲淳①，稀痘催生，清神养液秉衡，除陈②解郁，利水和营新甫。《经》主利水道，因其走气道，故能利水消渴佩兰，除胸中痰癖弘景。杀蛊毒不祥之气者，盖肺气郁结，则上窍闭而下窍不通，胃气凝滞，则水谷不以时化，而为痰癖蛊毒不祥之气。辛平能散结滞，芳香能除秽恶，则上证自除，即所谓佩兰治之以兰，除陈气也《内经》。通舒经络，宣泄风邪丹溪，除陈积蓄热之气灵胎，治噎膈之将成，开胃气之神品仲淳。一干一花者入药《尔雅》。

花，以素心者为贵。香达户外，可疗心疼小山，调和气血，宽中醒酒，可催生，除宿气，解郁恕轩，治滞，痢子由。

根，名土续断，治跌打和血恕轩。痰嗽后吐血气急者，捣

---

① 仲淳：原作“仲仁”，即缪仲淳，淳字避同治帝“载淳”讳改为仁，后文径改不出注。

② 除陈：原作“陈除”，据《临证指南医案》卷六《脾瘅》乙正。

汁冲服羽仪。

甘草上品

气味：甘，平，无毒。

主：五脏六腑寒热邪气，坚筋骨，长肌肉，倍气力，金疮，尰①，解毒。

大甘为土之正味，味之甘者至此草而极灵胎。秉中土冲和之气仲淳，气得其平隐庵，有调和之意石顽，故又有国老之称弘景。主五脏六腑寒热邪气者，调和脏腑，通贯阴阳隐庵。可上可下，可外可内，居中之道好古。外赤中黄，色兼坤离，味浓气薄，资全土德时珍，调和胃气石顽。泻心经有余之火仲淳，制肾经越上之火灵胎。和冲脉之逆，缓带脉之急石顽。第就和之中，其功有缓，而缓之中，其功更有泻，就缓泻之中，其功更有补若金。故理脏腑阴阳之正气，以除寒热阴阳之邪气也隐庵。凡毒遇土则化若金，此得九土之精弘景，解诸毒如汤沃雪思邈。气味甘平，多津多液，大滋脾之本源寿芝。补元气，缓正气，养阴血明之，奠中土，使中土有权而肺金受益灵石。故主坚筋骨，长肌肉，倍气力，金疮，尰。形不足者补之以味也《内经》。炙甘草汤治伤寒脉结代，心动悸仲景，浑是津血不调，故用此味石顽。甘守津还天士，甘而缓泻，热而补阳，善解诸急，故即舒阳而裕阴若金以复脉石顽，深得五脏循环受益之妙用灵胎。

节，解痈疽毒，消肿。

梢，去茎中痛洁古，治淋浊退庵、尿血一桂，取其径达茎中遵程，泻最下之热，而心经之热可导也斗保。

---

① 尰（zhǒng 肿）：足肿病。

人参上品

气味：甘，微寒，无毒。

主：补五脏，安精神，定魂魄，止惊悸，除邪气，明目，开心益智。

人参随王气转移，而东方[①]尤为生气所托始。唐人《送人归日东》章钜诗曰：门外人参径，到时花正[②]开林宽。日东即今辽东，则在唐时已为产参之区。迨我章钜朝龙兴，从长白发祥，地灵气厚，功魁群草退庵，遂甲于天下，王气所钟，非一朝一夕之故矣章钜。得天地精英纯粹之气以生，与人气体相似，故于人身无所不补灵胎。蓡[③]亦浸渐之义也时珍。云补五脏，以五脏属阴也，五脏得甘寒之助，则有安之、定之、止之、明之、开之、益之之效矣。曰邪气者，乃阴虚而壮火食气，火气即邪气也。五脏得甘寒之助修园，使气化为津，不化为火润安，则邪气除矣。余细味经文，无一字言及温补回阳，故仲祖于汗、吐、下阴伤之证用之，以救津液，养阴配阳，以臻中和之妙修园。赞曰：天地精英，肖形惟人，气益我气，神领我神，元化大母，乳育群生竹懒。为气虚之圣药，一切虚脱危证退庵，实是灵药，可以活人章钜。

须，治胃虚呕逆，咳嗽失血等证，以其性专下行也石顽。

叶，补中带表，大能生胃津，祛暑气，降虚火，益肺和肝，解酲[④]第一恕轩。

芦，治泻痢脓血，崩带精滑。昔人用以涌吐，取其性升，

---

① 方：原作“山”，据《浪迹从谈》卷八“人参”改。

② 正：《浪迹从谈》卷八“人参”作“几”。

③ 蓡：古同“参”，人参、党参等的总称。

④ 酲（chéng 成）：酒醉不醒，病酒。原书常误作“醒”，径改，不出注。

补中寓泻也石顽。

党参，秉中央土气章钜，一名黄参，色黄得坤土之正色恕轩。性味和平遵程，先入中宫晓岚，健脾恕轩益气，中气微虚者用以调补，甚为平妥遵程。产山西太行山、上党、潞安州等处名上党人参，赞曰：上党天下脊东坡。

东洋参，秉东方生气，甘温，其性发生晓岚，能助痘浆解毒，产蓐服之最效恕轩。赞曰：产东方日暖之乡，得天地阳和之气。用以温补元气，无出其右，谁曰不宜？药□出日本、高丽者恕轩。

西洋参，微苦，微甘遵程，生津养胃恕轩，补肺降火，虚而有火者相宜，产佛朗西①者遵程。

黄耆上品

气味：甘，微温，无毒。

主：痈疽久败疮，排脓止痛，大风癞疾，五痔鼠瘘，补虚，小儿百病。

耆，长也。黄耆色黄，为补药之长时珍。夫耆老历年久而性不燥，此性缓如之，因名黄耆中立。气味甘温，秉中土之气，花至七月开，而根以八月采，中黄外白，是由脾胃以至于肺为是物之功用若金。其皮最厚，故亦补皮肉灵胎，实腠理明之，补肺气洁古。完已虚之表，固未定之阴斗保。内资经脉，外资肌肉隐庵。是以痈疽久败疮、元气不足、婴儿易感邪皆为圣药石顽。且独茎丛生，作叶扶疏。百本戴在首，如卫气出入之道路。能知卫气出入之道路，便能了知是物之功用。卫气自上而下，从外而内不远，俾气之自下而上者，复自上而下，自内而外者，

① 佛朗西：即法兰西。

复自外而内。观方书所治，固主益气，然于[①]血分多有功，血固液所化，液固气所化，故津液汗溺为病，需之不少。则以肺阳裕而阴生，肺阴降而阳随，为自上而下、自外而内之权舆若金，阳生阴长之微妙也仲淳。

术上品

气味：甘，温，无毒。

主：风寒湿痹，死肌痉疸，止汗除热消食。作煎饵，延年不饥。

秫，术省禾，稷之黏者《说文》，山之精也时珍。生山中者曰术《尔雅疏》。花如小蓟，故曰蓟恕轩。服之辟谷不饥，故有术号，且云仙米也时珍。野术乃深山天生之苍术，及仙居[②]所产野生者充於潜[③]术，有验观斋。秉初夏之气，得土之中气仲淳，色黄味甘性温，皆属于土灵胎。补土生液，助脾之输转而利水元犀，为除痹圣药仲淳。举脾陷孟英，补脾气，行湿痰之神品若金。气甚烈而芳香四达，故又能达于筋脉皮肤灵胎。其功用在燥，而所以妙处在于多脂修园。土有湿气，消运谷食，始能灌溉四旁，如地得雨露，始能发生万物隐庵。总由宣天气之阳，以化地气之阴，阴阳和而气乃行。由真气以化谷气，由谷气以充真气。俾中气交，能行升降之化，为后天补接良剂若金。作煎饵，则燥而能润，温而能和，学者所当会心也小陶。制熟，则有和中补气、止渴[④]生津、止汗除热、进食、安胎之效石顽。

---

① 于：原作“有”，据《本草述》卷之七“黄芪”改。
② 仙居：县名，今属浙江省，以产白术著名。
③ 於潜：县名，今属浙江省，白术产於潜者佳。
④ 渴：原作“血”，据《本经逢原》卷一“白术”改。

赞云：味重金浆，芳逾玉液。百邪外御①，六腑内充弘景。盖甚言其功之广也遵程。

茅山产者，名苍术时珍，禀土中阳气以生，主治总取芳香开郁、辟邪燥湿之功也仲淳。

皮，走皮中逐水气生白。

沙参上品

气味：甘、淡、微苦，微寒，无毒。

主：血结惊气，除寒热，补中，益肺气。

生沙地者佳。参，叅也。久服益气，有参赞之功，故名沙参中立。南产者其体轻虚石顽，疏通而不燥灵胎，甘苦微寒，功专清肺石顽。盖肺属金而畏火，清火保金，故曰补肺。肺主一身之气，肺气清则治节有权，诸脏皆资其灌溉，故曰秉衡补五脏之阴好古。肺气肃则下行自顺，气化咸借以承宣，能主血结惊气，故清肺药皆通小水秉衡。所谓有肺者有溺，无肺者无溺嘉言，可云勘破机关矣秉衡。

鲜者，产苏地恕轩，多汁润泽而不滞灵胎，功专泄肺气之热石顽。清胃宁肺，泻火解毒恕轩，则津液复而气受益石顽，寒热自除。血阻于肺者，非此不能清也灵胎，故主血结天士，入肺而理嗽，功同北产而兼理②气，中空之义也观斋。

北产者，质坚石顽，秉金水之精气隐庵，专补肺气，因而益脾与肾，补阴而制阳，故金受火克者宜之时珍，即补中益肺气之谓也石顽。

产浙者，名粉，以干者如天花粉也，功专散毒消肿排脓

---

① 御：原作“侮”，据《本草从新》卷一“野白术”改。

② 理：原作“利”，据《本草纲目拾遗》卷三“南沙参”改。

观斋。

桔梗下品

气味：辛，微温，有小毒。

主：胸胁痛如刀刺，腹满肠鸣幽幽，惊恐悸气。

此草之根结实而梗直，故名桔梗时珍。秉初春稚阳之木气，气温味辛，辛以散之，温以达之天士。开提气血，表散寒邪讱庵。心脾气郁不舒，胆气不升天士，则胸胁痛、惊恐气悸，宣心气之郁秉衡，遂胆生发之性，复其果敢之职，而胁胸痛、惊恐悸自平矣天士。开肺之结，肺气开则腑气通，故亦主腹满肠鸣秉衡。

赤箭上品

气味：辛，温，无毒。

主：杀鬼精物，蛊毒恶气，益气力，长阴肥健。

赤箭以状名，独摇、定风以性异而名时珍。天麻《开宝》者，麻木谷而治风守真。乾为天《易经》，属金故气味辛温，而神于治内风，内风者虚风也若金。此品根则抽苗，径直而上，有自里达外之理；苗则结子，还返于中而下，有自表入里之功颂。畅风化，乃自内达外之理，升也；镇风变，乃自表入里之功，降也。投之阳虚，固为的治，投之阳实，亦借其有风不动之气机若金。金能制风，有弧矢之威，故杀鬼精。土能胜湿，而居五运之中，故治恶风蛊毒隐庵，为补益上药存中，形如土宇，有游子十二枚周环之，以仿十二辰《抱朴》，外应六气之司天，如皇建有极而居中，得气运之全隐庵。故五芝之外，补益第一存中。

秦艽中品

气味：苦，平，无毒。

主：寒热邪气，寒湿风痹，肢节痛，下水利小便。

艽，居肴切，音交。出秦中，根作罗纹绞纠《正韵》。一文从茾[1]《集韵》，或从艽字《玉篇》。色如黄土隐庵，错综如织，以治经络之病若金。左右旋转，禀天地阴阳交感之气隐庵。盖天道右旋，而人生气从之，邪气伤人，逆乎天道，以致内闭九窍，外壅肌肉，卫气解散，是有本经主治子由。为风药中润剂明之，散中平剂，故养血有功而风家恒用。自上而下，自下而上，则三阴三阳无壅遏之病矣。人生气血惟责化原于中土，土木交相为用，而互相为病。风热病于肝而刑于胃，湿热病[2]于胃而及于肝，故胃土借此最妙若金。为经络热结《阆风》、黄疸元亮、烦渴之胜药，以苦平能祛湿热也时珍。地气运则水化，天气通则便利隐庵。所谓左右者，阴阳之道路也《内经》。

柴胡上品

气味：苦，平，无毒

主：心腹肠胃中结气，饮食积聚，寒热邪气，推陈致新。

师行野次，竖散材为区落，名曰柴篱锴。柴，护也《淮南》。如太阳之气不能从胸出入，逆于胸胁之间令韶，用药正如师行野次锴，邪势虽已内入，病情仍欲外达元犀。非此护中达外，借少阳之枢转而外出令韶，则结气除而饮食进，积聚之邪出而寒热除，胡言其功之大也时珍。盖此味春生白蒻，香美异常，香从地出，直上云霄隐庵。气味苦平，土中疏达灵胎，升发少阳之气而为转运之枢目南。因势导之出外，以少阳为表里之机枢，则内邪得以外出虚谷。十一脏从之宣化，三焦郁勃可使

① 茾：同“艽”。《玉篇》：“茾，居包切，秦艽，药名。”

② 病：原缺，据《本草述》卷之七下“秦艽”补，与上句合。

条畅天士。所谓火郁发之，木郁达之也《内经》。一名地薰，从太阴地土而外达太阳士宗，故治太阳之气逆[①]于中土，不能枢转[②]出外，用达太阳之气于肌表小陶。和肝散郁，推陈致新绮石。主心腹肠胃中结气饮食，知非少阳之本药小陶，必阴气不纾，致阳气不达，血凝气阻，而为积聚寒热邪气者，乃为恰对润安。其性升发，劫肝阴北海，阴虚阳越之体，用者审之秉衡。春生者力足时珍。

前胡《别录》

气味：苦，微寒，无毒。

主：痰满，胸胁中痞，心腹结气，风头痛，祛痰下气，治伤寒寒热。

得土金之气，感秋冬之令仲淳。其味始甘次辛，辛后有苦。辛甘发散者，致其苦泻之用，是从上而下若金，靡不前至时泰。胡，大也《尔雅》。其功大能下气时珍，大抵下气之功先在散结。凡外淫之侵，皆能令结气，结则化热，必借此散结之用若金，故能治气实风痰石顽。寒热邪气，其自上而下，致其用于胃与肺，故能开胃若金下食。主呕逆气喘大明，肝胆风热遵程，心腹结气，取其下气则诸邪解散无余，并开通经络，使气从外而解也石顽。

独活上品

气味：苦、甘，平，无毒。

主：风寒所击，金疮止痛，奔豚痫痓，女子疝瘕。

独活，一本独立而活，无所依傍伯雄，不为风摇，故名独

---

① 逆：原缺，据《本草崇原》卷上“柴胡”补。

② 转：原作“动”，据改同上，义胜。

活中立。秉土金之气，味苦甘辛，其色黄紫，气甚芳香隐庵。能细缊至阴之中之阳化，以裕足太阳之气化，而上际通天，又达风化以行水若金。善行血分，峻而善搜士材，以御荣卫之风寒修园。风寒所击，痫痓之主药好古。奔豚乃水气上凌心火修园，女子疝瘕多血假风湿而成天士，此不摇风而治风守真。味苦可以燥湿天士。通经活络，乃其独异之功鞠通。甘温伐肾，以御水逆隐庵。金疮之痛，为气血壅而不行天士，血脉流行而痛止矣修园。

羌地出者，名羌活机。中实，形如骨节，故能窜走周身，追风至骨以园，为太阳风药。大畅寒水之郁①而宣其气若金，以发汗散风，透利关节石顽，达阳畅阴，以化湿和风若金。

防风上品

气味：甘，温，无毒。

主：大风头眩痛，恶风风邪，目盲无所见，风行周身，骨节疼痛，烦满。

防者，御也。其功疗风最要，故名防风时珍。其味甘，其色黄，其臭芳，秉土气之专精，盖②土气厚则风可屏，故亦名屏风隐庵。主周身之风，乃风药之统领也灵胎。申明大风者，乃恶风之风邪，头眩痛不已，必至目盲无所见。风行周身，骨节疼痛，此能治之隐庵。其味先辛后甘，除上焦风邪而泻肺实也。惟其由肺以合于脾胃，则畅其气于火中，而散阳之结，阳结即肺实若金，亦风害空窍也修园。风气通于肝《内经》，肝主经络，故能散经络中风湿若金，治风寒郁于腠理仲淳，且引清阳上达也天士。然温属春和之气，入肝而治风，尤妙在甘以入脾，培土

① 郁：原作“化”，据《本草述》卷之七下“羌活”改。

② 盖：原作“益”，据《本草崇原》卷上“防风”改。

以和木，其用独神。此理证之易象剥复二卦而可悟也，两土同崩则剥，故大病必顾脾胃，土木无忤则复，故病转必和肝脾。是物祛风之中大有回生之力修园，盖于土中泻木也元素。烦满溏泻，因于寒湿风寒者亦效仲淳。

银柴胡《纲目》

气味：甘，微寒，无毒石顽。

主：劳疟热从髓出琳，明目益精石顽。

此产银州者，肥白而软石顽。禀天中正之气天士，其性味与石斛不甚相远石顽。劳疟热从髓出，在于阳气之不达，本于阴气之不纾。阴气已虚若金，热在骨髓一士，安得不瘦琳。此不但清热，兼能凉血石顽，能引阴气而上，使水交于火若金。专退劳热骨蒸仲淳，久疟成虚退庵，五疳羸热遵程。从阴出阳隐庵，所以明目。精华上奉，所以益精，精者阴气之华也天士。

升麻上品

气味：甘、苦，平、微寒，无毒。

主：解百毒，杀百精老物殃鬼，辟瘟疫瘴气邪气蛊毒，入口皆吐出，中恶腹痛，时气毒疠，头痛寒热，风肿诸毒，喉痛口疮。

其叶如麻，其性升时珍，提元阳，不下陷阴中中立，故名升麻时珍。其升转周遍之功，故又名周麻隐庵。秉春阳之气以生，华于夏，实于季夏。其实黑，其根紫黑，是水土①合德以立地，然后火土合德以际天。即其气味之薄，先苦后甘，非从下而上，毕达其升浮之功乎若金？其本经主治，皆天地郁塞阴恶之毒天

① 土：原作“火”，据《本草述》卷之七下“升麻”改。

土。升阳气于至阴之下元素。阳气者，若天与日《内经》，天日当空，毒疠自散。凡物纹如车辐①者，皆有升转循环之用修园。而此则更觉空通隐庵，所以升转甚捷修园，故元气下陷诸病，每有殊功时珍。

细辛上品

气味：辛，温，无毒。

主：咳逆上气，头痛脑动，百节拘挛，风湿痹痛，死肌。

细指形言，辛指味言子由。细而辛窜鞠通，轻清柔劲，端直修长。当入少阳，宣达甲胆之用，自下而上以行春令子由。疏散之力甚大灵胎，走络最急鞠通。其色紫黑隐庵，通少阴之络尧封，而上交于太阳隐庵。辛而性温，又能入肺散寒畅肝天士，行水无已，疏散风邪灵胎，开窍仲淳，破痰弘景。其所以能主本经之证，皆取散结而开经脉隧窍之邪也石顽。用者中病即止绮石，因其气厚而性烈也仲淳。

远志上品

气味：苦，温，无毒。

主：咳逆伤中，补不足，除邪气，利九窍，益智慧，耳目聪明，不忘，强志倍力。

此草能益智强志，故有远志之称时珍。又名棘菀，菀，古“郁”字不远，谓能除郁结之邪气也天士。观其采以孟夏若金，根荄②骨硬隐庵，抱心色黄楚瞻。气味苦温，秉少阴之气化隐庵。专补心火，以生脾土，下以济肾兆张。心火盛，则中焦脾气亦强灵胎，下济肾，使真精藏而无遗楚瞻，即伤中补不足之说

---

① 辐：原作“幅”，据《神农本草经读》卷二“升麻”改。

② 荄（gāi 该）：草根。

也修园。辛香疏达，则能辟秽通窍灵胎，祛逐浊阴楚瞻，豁痰遵程散郁若金。使心舍虚灵不昧，即益智慧、利九窍、除邪气、主咳逆之说也修园。独以益智强志见长者若金，此味藏于肾而用于心子由。精与志，皆肾所藏，肾气充，上通于心石顽，则志强智益力倍矣。人身止是水火二气，肾气者，水中火也，心血者，火中水也。能使①肾气上奉于心，则水亦随火以升矣，水随火升，即能使心血②下达于肾，而火亦随水而降矣。如强志定气，可以识升者机；如若金赤浊《圣惠》奔豚好古，可以识降者③机。至于调气之道，在和阴阳。能开郁者，亦其升降阴阳之功也若金。水火并补，诚所谓水火既济者耶士材。

苗，名小草，亦能利窍，兼散少阴风气之结也石顽。

金毛狗脊中品

气味：苦，平，无毒。

主：腰脊强，关机缓急，周痹寒湿膝痛，颇利老人。

狗脊遍体生毛而多节，颇似狗之脊。诸兽之中，惟狗狡捷，而此药似之，故名灵胎。气味苦平，即知此专主肝肾，体用权衡，形脏之关机者子由。益肾气，使阳得达而阴得化若金。祛其凝滞寒湿之气，使之强健灵胎，何关节不利、风湿不瘳乎若金？颇利老人者，亦补益肾气而坚强筋骨也石顽。又名扶筋弘景，以功名也时珍。

淫羊藿中品

气味：辛，寒，无毒。

① 使：原缺，据《本草述》卷之七上“远志”补。
② 血：原作“火”，同上改。
③ 降者：原倒，同上乙正。

主：阴痿绝伤，茎中痛，利小便，益气力，强志。

羊为火畜，藿禀水气，羊果食藿而益淫。然人非羊也，食之何必淫秉衡。余细味经文，俱以补水脏为主。阴者，宗筋也，属于肝木，木遇烈日而萎，一得辛寒，金水相涵，阴气濡布，如木得甘露而挺矣修园。绝伤者，阴绝而精伤天士，亦脉络绝而不续，此具水天之气，循环运行修园，则阴精充而络脉续也天士。肾主骨，阴虚骨痿秉衡，或偏风不遂怀隐，亦为要药秉衡。肾苦燥，急食辛以润之，风淫于内，治以辛凉，以辛散之《内经》，正指此也秉衡。茎中痛，火郁于中也。热者清之以寒，郁者散之以辛，所以主之。小便气化乃出，清肃肺气，故利小便天士。肺主气，肾藏志《内经》，夫志气之帅也孟子。润肺之功归于补肾，其益气力强志之训，即可于善养刚大悟之也修园。圣人体察物性，曲尽苦心，学者潜心玩索，庶几得之隐庵。

巴戟天上品

气味：辛、甘，微温，无毒。

主：大风邪气，阴痿不起，强筋骨，安五脏，补中，增志益气。

生于巴蜀，名曰戟天，禀太阳之气隐庵。金气杀，杀动干戈《归藏》。戈，戟也，天干之气也。经冬不凋，得太阳标阳之气化，太阳天气下连于水，太阴天气外合于金隐庵。故气味辛温，主大风邪气，以金能制木也；阴痿不起，阳能益阴也修园①。此品虽微，却有阳予正阴为主之义，所谓发阳于阴中，即强阴于阳中也。故不但能补元阳，且补血海益精。大风阴痿，言其用也，由用以及体，归之强筋骨、补中增志益气，总为元

① 修园：当作“隐庵”，前文见《本草崇原》卷上“巴戟天”。

气之主剂。疗泄精，乃元气能固精之义若金。安五脏三字，又总结通章之义也修园。

肉苁蓉上品

气味：甘、咸，微温，无毒。

主：五劳七伤，补中，除茎中寒热痛，养五脏，强阴，益精气，多子，妇人癥瘕。

此物补而不峻时珍，温润和平，有从容之意，故得从容之名鞠通。是马精落地所生弘景，精血所生之草而有肉者也鞠通。柔红美满，膏泽脂凝，肉之体也子由。马为火畜，精是水阴，盖秉少阴水火之气而归于太阴坤土隐庵。滋润黏腻灵胎，色黑，故能补益精髓天士，则五劳七伤可治也隐庵。中者阴之守也，滋元阴之不足，所以补中。茎中者精之道路，精虚则灵胎火动，或寒或热而结痛天士。能滋补阴精仲淳，下导虚火石顽，滑以祛著之才，所以主之天士。其性温补，补下焦之阳有殊功鞠通。益肝血，所以强阴天士，阴足则精盈而气盛若金，所以多子天士。妇人癥瘕，皆由血瘀，精足则气充，气充则瘀行也修园。大抵由精血之益以归阳，从阴若金潜阳秉衡，总由于气化而已若金。阴虚阳浮者，皆可佐用秉衡。

咸者，质味俱浊天士，治便燥秘结仲淳，痢家结涩难下坤载，取其滑以祛著，咸以软坚天士，荡涤宿垢也坤载。

锁阳《补遗》，即苁蓉之类若金。治腰膝软弱，以其温补精血石顽，固下焦阳气也天士。益精血，利大便，可代苁蓉丹溪。其补阳功力百倍时珍，故名锁阳也中立。

白及下品

气味：苦，平，无毒。

主：痈肿恶疮败疽，伤阴死肌，胃中邪气，贼风鬼击，痱缓不收。

得季秋之气仲淳，其根色白，连及而生时珍，金气所聚也若金。性黏涩，肺受伤而积垢既清，用此敛涩而伤者可保西园。保养也，养其不及，故曰白及时珍。其主痈肿恶疮者，能解毒也修园。痈疽日久，正气衰微，则为久败隐庵，其主之者，以其补肺而肺主皮毛也修园。其味苦寒，从下而上，以致阴气于肺。和阴护阳，乃能生肌止痛若金，是以伤阴死肌咸宜隐庵。胃中邪气，亦邪热也石顽，体质滑润，滋养胃阴，则微邪自退灵胎。夫贼风者，邪风也修园。此味补肺有功若金，性专实卫石顽，俾窍道不为风所壅，所以主之修园。此味长于收涩若金，大能补肺，可为上损善后之药秉衡。

人参三七《纲目》

气味：甘、苦，微凉圣俞，无毒。

主：吐血衄血，血运①，杖疮。

上生七叶，下生三根，其味颇类人参《宦游》。一名山漆，谓能合金疮，如漆黏也中立。其功补血仲旭，生津补气退庵，可以医劳弱仲旭，肺血圣俞，诸虚百损之病仲旭。补而不峻，又能消瘀血，疗跌仆损伤、积血不行恕轩，止血散血定痛中立，产后恶露不行，血运血痛，取散血之意也石顽。

地榆中品

气味：苦，微寒，无毒。

主：妇人乳产，痉痛七伤，带下五漏，止痛止汗，除恶肉，

---

① 运：通“晕”。

疗金疮。

其叶如榆而长，初生布地，故名地榆弘景。其臭则酸，其色则赭，秉木火之气隐庵。主产乳、痉痛七伤、带下者，是祛血过多，肝风内生，此益肝藏之血，故可治也石顽。宜于血痢崩漏之属热而虚者，为其微寒而带补也若金。止痛止汗，皆收敛之功讱庵。除恶肉，疗金疮，其能和血也石顽。第纯阴对待，血热亦宜若金。敷火烫①，乃借火气引散血中之火毒耳石顽。

梢②，专行血时珍。

丹参上品

气味：苦，微寒，无毒。

主：心腹邪气，肠鸣幽幽如走水，寒热积聚，破癥除瘕，止烦满，益气。

其色丹赤，气味苦寒。秉少阴君火之气，而下交于地隐庵。赤走心，心主血，故能走心以治血分之病。辛散而润泽，能通利而涤邪灵胎。肠鸣幽幽如走水，皆瘀血内滞而化水之候石顽。其主之者，味苦下泄之力也天士。寒热积聚、癥瘕烦满，以降而行血秉衡。血病凝结者，无不治之灵胎。味苦则下泄，气寒则清热天士。血热而滞者宜之，故为调经产后要药秉衡。肺属金而主气，清心泻火，火不克金，所以益气天士。而先哲又以养神定志冀一，归之其义何若若金？以心藏神而主血，心火大动则神不安，清血中之火，故能安神定志，神志安则心得益矣。凡温热时邪，传入营分者，用之亦此义也秉衡。治风软脚弱，可逐奔马，故又名奔马草炳。盖此味水火二气俱足，水中有火，而

① 火烫：原作“汤火”，据《本经逢原》卷之一“地榆”改并乙正。
② 梢：原作“稍”，据《本草纲目》第十二卷“地榆”改。

水至于火以达其气化，气之所化，则血之滞者行、枯者生，能化能生，政通利关脉之本也。明乎此，则益气养血皆可得其主脑而善用以奏功矣若金。行血宜全用，入心宜祛梢用永嘉。

玄参中品

气味：苦，微寒，无毒。

主：腹中寒热积聚，女人产乳余疾，补肾，令人明目。

玄乃水天之色。参者，叅也。根实皆黑，秉少阴寒水之精，上通于肺，故微有腥气，气味苦寒隐庵。已向乎阳，未离乎阴，俨似少阴之枢象①子由，殆由少阴之体用者若金。主治腹中寒热积聚，皆火气凝结之疾灵胎，以其微苦咸寒，壮水制火，清解营中热结鞠通。启肾经之气，上交于肺，庶水天一气，上下循环隐庵，不致泉源暴绝，其治液干，固不待言鞠通。凡温热时邪，传入营中者，用之亦此义也秉衡。产乳余疾，以产后血脱则阴衰，而火无所制，惟此清火而带微补，最为的当灵胎。补肾气者，气寒壮水之功也天士。补肾中氤氲之气若金，离中之虚鞠通，降阴火奔腾若金，治阴虚火炎面赤孟英。令人明目，不特治暴赤肿痛石顽，益水可以滋肝，清心有以泻火，火平水旺，目自明也天士。余细味经文，皆散结石顽软坚，凉血降火解毒仲淳，滋肾之验也石顽。

苦参中品

气味：苦，寒，无毒。

主：心腹结气，癥瘕积聚，黄疸，溺有余沥，逐水，除痈肿，补中，明目止泪。

---

① 枢象：即枢相，枢机之意。中医认为少阴为三阴之枢机。

苦以味名，参以功名时珍。秉润下之寒化，合从至阴，对待火热为因，积聚为证者子由。观《经》主治，皆湿热为患石顽，以其燥脾胃之湿，泄气血之热也仲淳。祛心腑小肠之火灵胎，而阴自复，故主溺有余沥石顽。除痈肿，取其祛风湿热、杀虫之义时珍。更言补中，盖血热不能养肝胆，则风木自来侮土，风热在卫，此散阳郁之邪而清其气，热毒蚀阴，必直驱其伤阴之邪，而用至阴以胜之若金。故肾水弱而相火旺者，用之相宜时珍。然苦寒之性，直入心肾，内有湿热者，足以当之。始得之，则有补阴祛邪之力，清热明目之功。湿热祛而又服之，必致苦寒伤肾，腰重脚弱，在所不免，理固然也，何疑之有石顽。

子，名鸦胆子。主虚人久痢，或愈或发，乍红乍白。盖积不在腹内，而在大肠之下，以此仁天圆肉包吞即止。此借天圆包裹，可以直至大肠之下也复正。

龙胆草中品

气味：苦、涩，大寒，无毒。

主：骨间寒热，惊痫邪气，续绝伤①，定五脏，杀蛊毒。

龙乃东方之神，胆主少阳甲木。花开青碧，味极苦涩。秉东方木气，故有龙胆之名隐庵。药之味涩者绝少，兹品之功皆在于涩，涩者酸辛之变味，兼金木之性者也，故能清敛肝家之邪火灵胎。是少阳枢药，少阳气化属相火，用苦寒对待治之子由。然气大寒，味甚苦，是就水中大泄火热，故治肝胆火并湿中蓄热者若金。骨间寒热，是指湿热而言，惊痫邪气，是热极生风，以其专伐肝胆之邪也石顽。续绝伤，敛筋骨之气，定五

① 伤：原缺，据《本草纲目》第十三卷“龙胆”补。

脏，敛脏中之气，则百体清宁灵胎而蛊毒自杀矣隐庵。

黄连中品

气味：苦，寒，无毒。

主：热气，目痛眦伤泣出，明目，肠澼腹痛下利，妇人阴中肿痛。

其根连珠弘景，有节色黄，中土之形制，心用之药也复。气水而味火，一物同具修园，而色象俱归中土，盖寒水不假黄婆①，则何以得交于火？此天然妙理，离中裕坎，丁壬有合也若金。至苦而反至寒，能除水火相乱之病，水火相乱者，湿热是也灵胎。本寒水之化以入心，故能凉血若金、宁神嵩、泻心火也洁古。抑心之用，莫先于中土，而治热之郁，郁而化湿者，亦莫先于中土，正对待以奏功也若金。主热气者，水滋其火，阴济其阳也隐庵。目病泪出，皆湿热在上之病；肠澼下利修园，吞吐酸水，皆湿热在中之病嵩；妇人阴中肿痛，为湿热在下之病修园。苦能燥湿，寒能除热守真，降胃火之上冲孟英，莫神于此灵胎。为酒病之仙药仲淳。苦寒之剂，中病即止，久而不已，心火偏胜则热，所谓久而增气，物化之常也石顽。

胡黄连《开宝》，秉清肃阴寒之气仲淳，大伐脏腑、骨节、髓中邪热石顽。而疗小儿疳疾，祛果子积丹溪，更有专功若金。皆伐肝肾邪气，与川者则效长于木土之交病。观先哲言补肝胆，其义可思若金。

黄芩中品

气味：苦，平，无毒。

---

① 黄婆：道家炼丹术语，指脾脏。苏轼《与孙运句书》：“脾能母养余脏，故养生家谓之黄婆。”

主：诸热黄疸，肠澼泄痢，逐水，下血闭，恶疮疽蚀火疡。

芩者，黔也，乃黄黑之色，谓其色黄黑也时珍。芩，金也，黄色应秋金也中立。秉天地清寒之气仲淳，气平而寒弘景，味苦。大抵气寒皆能除热，味苦皆能燥湿。色黄者，皆属于土。黄而明亮者，属于金修园。金多借土之色以为色也灵胎。首言诸热，是指其功之大概也。次即承以黄疸、肠澼泄痢，是就诸热之中举其病，于湿热而言也。次以逐水、下血闭，则其专于湿热明矣若金。恶疮疽蚀火疡，为肌肉之热毒隐庵，有彻内彻外之功士宗。至于其治，由热而化湿者，又疗风湿者，以其味苦寒而色黄，本由胃至肺之用，且黄中有绿，寓震坤相见妙理，合由胃至肺，而肝实达之。又虽胃资于肝，是在中土中而有风木之用，故谓能治表热，又曰除风热也。但治肺气之热有专功，而大肠则次之，清心、胃、胆则由肺而及矣若金。

紫草中品

气味：苦，寒，无毒。

主：心腹邪气，五疸，补中益气，利九窍。

紫乃苍赤之间[①]色，此草色紫，得火气也。苗似兰香，得土气也。火土相生，能资中焦之精汁，而调和其上下也隐庵。味苦气寒，水乘火色，秉水气澄湛之体，捍格之用。凡心腹浊邪热气，郁作五黄损气者，力能捍格而澄湛之子由。味兼甘咸时珍，色紫而走心入血，其性寒灵胎，故主凉包络之血而解毒时珍。内通血脉，外达皮毛晋三，更兼于后天化醇，切于胃与大肠，故便闭宜之若金。主心腹邪气、五疸者，取于凉血中寓升发之义载张。发痘士瀛，即活血时珍利窍之大端也。言补中益气

① 间：原缺，据《本草崇原》卷中“紫草”补。

者，营血①和，则中气受益矣石顽。

知母中品

气味：苦，寒，无毒。

主：消渴热中，除邪气，肢体浮肿，下水，补不足，益气。

得寒水之精，兼秋金之气隐庵。其味清凉天士，有知母之名，谓肺借其清凉，知清凉为肺之母也嘉言。专理阳明独胜之热时珍，而手太阴肺亦得秋金肃降之权天士，犹水之知有母也士宗。又能救肺之阴，使膀胱水腑知有母气晋三。而补阴以其能知血之母也中立。秉天一水德，体用俱备，故主濡润燥涸②，对待热中子由。苦寒相合，固为肾剂。第味甘而苦，苦而复辛。此金水滋生，可胜邪热而还真阴若金。下润肾燥而滋阴时珍，上清肺金而滋水之化源明之。内资中土之燥，外清皮肤之热士宗。泻无根之虚火，疗有汗之骨蒸明之。其润下水道者子由，缘益其水原，下通膀胱，使水天一气元犀，乃能游溢通调，转输决渎子由，则其邪从小便出元犀，盖气化即水化也。其补不足、益气，正以由阳滋阴，由阴存阳若金。然胃气生热，其阳则绝《伤寒论》。胃热太盛，则阴不足以和阳，津液渐干，而成枯燥不能杀谷之病，其阳则绝者，即津汁涸竭也。清肺胃气分之热，热去则津液不耗而阴自潜滋暗长秉衡，以致其益气之功若金。

贝母中品

气味：辛，平，无毒。

主：伤寒烦热，淋沥邪气疝瘕，喉痹乳难，金疮风痉。

根形象肺，色白味辛，生于西川隐庵。八月采根颂，形如

---

① 血：原作“气”，据《本经逢原》卷一“紫草”改。

② 涸：原字漫漶，据《本草乘雅半偈》第六帙“知母”补。

贝子弘景，取其受金气之专若金。清补肺金隐庵，润心肺，化燥痰训庵。肺受心包火乘，因而生痰石顽，肺借其豁痰，豁痰为肺之母也，故有贝母之名嘉言。《诗》云：言采其莔①，本以不得志而言承。观其叶随苗出，有直透而无濡留，则知功所独擅，即在直透以开热之结，无濡留以达肺之郁若金，故能散心胸郁结之气承。其主伤寒烦热者，取西方之金气，以除酷热修园；其主淋沥邪气、疝瘕喉痹，总取解散郁结之邪石顽，肺为气化之源也讱庵；下乳汁者，在地之阴和于在天之阳，以为化育之一端也。至以肺经气药而能疗血症②者，盖主血虽属③心，更借肺阴下降入心而生血④之。由肺及心，无不和于阴而裕于阳，从升得降之元机，又安有实满逆气之患哉若金。金疮风痉，亦有此义也修园。

浙江象山出者，名象贝母，一名土贝母，亦云大贝母恕轩，以大而苦石顽。善开郁结，解热毒，疗痈核肿毒，又解上焦肺胃之火景岳，利痰，开宣肺气，凡肺家夹风火有痰者宜之闻斋，皆取其开郁散结，化痰解毒之功石顽。

白头翁下品

气味：苦，温，无毒。

主：温疟狂易⑤寒热，癥瘕积聚瘿气，逐血止腹痛，疗金疮。

白头翁以形名也时珍。无风而摇者颂，秉东方甲乙之气隐庵。能达少阳之气，使厥阴之邪外出虚谷。有风则静者颂，得西方庚辛之气隐庵。清能除热燥，能除湿鞠通，苦能下泄，辛能解散若

① 莔：（méng 虻），即贝母。《说文》：“莔，贝母也。”
② 症：原作“癥”，据《本草述》卷之七下“贝母”改。
③ 属：原缺，据补同上。
④ 血：原缺，据补同上。
⑤ 易：原作“瘍”，据《本草纲目》第十二卷“白头翁”改。

金。欲平走窍之火，必先定摇动之风也古愚。则于清解之中凉血行毒，使阳邪无伏留之地若金。所主之证，皆木郁生热坤载，少阳阳明固结之病石顽。用以凉泄肝胆，湿热自瘳坤载，治热痢下重《伤寒论》，即此可以类推其功矣若金。

白前《别录》

气味：甘，微温，无毒。

主：胸胁逆气，咳嗽上气，呼吸欲绝。

感秋之气，土之味仲淳。色白，味甘，微辛时珍。三阴并施，脏腑咸入时泰。泻肺降痰遵程，其功靡不前至，故名白前时泰。一名嗽药勳，治嗽多用宗奭。长于降气下痰，肺气壅实而有痰者宜之时珍。

白薇中品

气味：苦、咸，平，无毒。

主：暴中风，身热肢满，忽忽不知人，狂惑邪气，寒热酸疼，温疟洗洗，发作有时。

微，细也。其根细而白也时珍。凡草木皆感春气而生，经惟号此草为春生，谓其能启水天之精气，随春气而生升也隐庵。花于秋末，味苦咸平，取其归阳于阴，以化阳分之邪，而作转关之用若金。主暴中风、身热肢满，取其抑阴扶阳，除热驱风之功石顽。其治风症，举风淫风虚而皆宜若金。观于血厥郁冒叔微，病由火气焚灼，血液衰弱映庐，阴虚火旺，则内热生风讱庵。阳失阴守，是以阳气独上而不下，为忽忽不知人、狂惑邪气、厥逆之证映庐。治取凉降，清血热秉衡。达冲任而利阴，生阴以维阳映庐，又驱血海之风，使邪外出目南，祛表间浮热忠可，故为女科要药秉衡。寒热酸疼，温疟洗洗，发作有时，是热郁营血而成石顽。此秉寒水之气，上行外达，故可治也隐庵。凡温疟瘴疟，久而不解，阴虚内热或仲淳温热证邪入血分者，亦宜用之。何今世不问邪之在气在血，往往乱投，误人不浅，不学无术，此其最也秉衡。

茅根中品

气味：甘，寒，无毒。

主：劳伤虚羸，补中益气，除瘀血血闭，寒热，利小便。

其叶如矛，故谓之茅时珍。交春透发灵胎，至秋即枯。当火土司令，其气反寒，是于至阳之中而秉清和之阴，即以清阴达其至阳之化若金，能引阳气达于四肢灵胎。色白，味甘，根多津汁，秉金水相生之气化隐庵。养血清火灵胎，主劳伤虚羸者，以寒能滋虚热石顽。甘补脾而不犯胃仲淳，言补中益气，其功在除胃中伏热而裕阴以和阳。所治吐衄诸血证，固非以通利为功，亦不以止蓄为事，盖其能行能止者，皆阳从外而依阴，阴从中而起阳，流行坎止，应乎自然之节耳。至热散阴和而阳愈宣，是以又有寒热，利小便，病后水肿，哕喘，疸渴之效也若金。

花，色白，轻虚，力能上升，入肺散热石顽。止吐衄大明，尿血肯堂。

针，能溃脓时珍。

白鲜皮中品

气味：苦，寒，无毒。

主：头风黄疸，咳逆淋沥，女子阴中肿痛，湿痹死肌，不可屈伸起止行步。

其根色白若金。鲜者，羊之气也时珍。肝之臭，为肝之用药，从治风气者也，亦复入脾除湿复。木固借金气以达者若金，金能制风也隐庵。观经所主，皆风湿热邪酝酿经中之病石顽。其味咸，后苦复辛，苦寒之性，合以辛咸入血，宜能清散血中之滞热。而善通关节、利九窍及血脉，为诸黄、风痹要药时珍。

延胡索《开宝》

气味：辛，温，无毒。

主：月经不调，腹中结块，血运。

生胡国。玄，言其色也，后改延，讳也。索，言其苗，交纽也中立。栽种于寒露，春后始苗，酝酿乎阴气为最厚，及其苗而蔓、叶而花，俱周于一春[①]，立夏而即掘其根若金。以一春而备四气，叶必三之，具木生数复。是酿成于金水而畅乎敷和之木若金。属血中气药，气中血药子由。止心痛欲死敩，盖能立鼓血中之气，震行气中之血，虚则调，实则平，推陈致新之良物也子由。味先苦，辛次之，又微甘，是从阴中致阳之用，还以达阴之化者也若金。专治一身上下诸痛时珍，以其能散血气滞痛也石顽。又有导引失节，肢节拘挛者，亦用之。然则就气病以泣血，欲活血而化气者，果为要剂若金。

冬虫夏草从新

气味：甘，平，无毒。

主：保肺益肾，止血化痰，已劳嗽遵程，膈症，虚疟虚痞，虚胀虚痛孟英。

感阴阳二气而生，夏至一阴生，故静而为草；冬至一阳生，故动而为虫。转辗循环，故能治诸虚百损，以其得阴阳之气全也恕轩。得阴阳之气既全，具温和平补之性可知。因其活泼变动，

---

① 周于一春：原缺，据《本草述》卷之七下“延胡索”补。

灵化随时，凡阴虚阳亢而为喘逆痰嗽者，投之悉效。不但调经，种子有专能也孟英。冬取者，可种子，治蛊胀兼士。夏取者，可治阳气下陷之病孟英。诗曰：物生各有类，动植原殊形。胡时而蠕动，胡时而苕亭①。草枯虫则苏，虫伏草又青。阳生屈者信，短至荣者零。厥性云大热，其气亦小馨。蛮人代园疏，烹肉著鼎铏。四方入药笼，什袭偕参苓。游鱼忽变石，腐草恒流萤。彼犹两而化，惟此一故灵。惜哉某未达，难补本草经扶谷。

黄精《别录》

气味：甘，平，无毒。

主：补中益气，除风湿，安五脏，久服延年不饥。

黄精，芝草之精也颂。获天地之淳精五符经，得坤土之粹，故谓黄精时珍。太阳之药草也茂先②。气味甘平，为补黄宫③之胜品④，而土为万物之母，母得养，则水火既济，木金交合，诸邪自祛，百疾不生时珍。安中益气，使五脏调良，肌肉充润《芝草经》。驻⑤色延年，治便血数，以其得戊己之淳气时珍，皆补阴之功也石顽。忌乌梅同服大明。

葳蕤上品

气味：甘，平，无毒。

主：中风暴热，不能动摇，跌筋结肉，诸不足。

---

① 苕（tiáo 迢）亭：高峻貌，此谓草形高耸。苕，苕苕，高貌；亭：亭亭，耸立貌。北魏·郦道元《水经注·洧水》：“嵩梁山高峰孤竦，素壁千寻，望之苕亭，有似香炉。”

② 茂先：原作“茂仙”，西晋张华，字茂先，著《博物志》。

③ 黄宫：原为道教用语，指头顶，此代指脑。

④ 品：原缺，据《本草纲目》第十二卷“黄精”补。

⑤ 驻：原作“注”，据《本草纲目》第十二卷“黄精”改。

其根平直多脂，虽燥亦柔，须节冗密，宛如冠缨下垂而有威仪之象，故以葳蕤名之公绍。本名女萎，女子娇柔之义也；一名玉竹，色白如玉，根节如竹也；一名青粘，苗叶青翠，根汁柔粘也。凡此命名，皆取阴柔之义士宗。气味甘平，质多津汁隐庵。秉天地清和之气，得稼穑之甘仲淳，能资中焦之汁。主暴风身热不能动摇者，以津液为邪热所烁隐庵，不能渗诸阳灌诸络也祖恭；跌筋者，筋不柔和也；结肉者，肉无膏泽也；诸不足者，申明以上诸症，皆属津液不足也。服此者，则津液充满而诸症自平矣隐庵。性本醇良，气味和缓，譬之盛德之人，无往不利，故可长资具用仲淳。

卷　二

芳草部

当归中品

气味：甘、辛，温，无毒。

主：咳逆上气，温疟寒热洗洗在皮肤中，妇人漏下绝子，诸恶疮疡金疮，煮汁[①]饮之。

秉少阴水火之气隐庵，味苦，气温，臭香，色紫，助气之用，益血之体，其宣扬帅气子由，能使气血邪气各归其所当归之地，故名当归承。辛香而润，香则走脾，润则入血，故能透入中焦荣气之分灵胎。运血裒多益寡[②]鞠通，而为调营之圣药灵胎。色紫，入心，为心之使药。并入血分气分，若只判入血，便失其真面目矣子由。盖为血家、冲任督带石顽必用之药，而《经》无一字及于补血养血，何也？盖气无形可骤生，血有形难速长。凡通闭顺气，和阴清火，降逆生津，去风利窍，能令阴气流通，不使亢阳致害，即所以生血也。此兼此数长，实为养血之要品灵胎。味甘，次苦，次辛若金。花红，根黑，气温，能使心肾之气上下相交，各有所归隐庵。血在经络之中流行不息，故为行血补血之品灵胎。煮汁则滋中焦之汁隐庵，润肠胃，泽皮肤，养营活血，排脓止痛讱庵，生新血，逐瘀血，使血脉通畅，与气并行，周流而不息矣

① 汁：原缺，据《本草纲目》第十四卷“当归”及《神农本草经读》卷之三“当归”补。

② 裒（póu 抔）多益寡：减有余以补不足。裒，减少。

天民。故“煮汁[①]饮之”四字，先圣大费苦心修园，可谓得其专精矣隐庵。

头，止血元素[②]。

尾，破血元素[③]，下流中立。

须，通血络，治络瘀之胀病天士。

芍药中品

气味：苦，平，无毒。

主：邪气腹痛，除血痹，破坚积，寒热疝瘕，止痛，利小便。

芍药，犹婥[④]约也时珍。其字从勺，勺药五味之和药衡，谓约阴景岳以和阳也若金。透机极早子由，交夏而枯修园。赤白随花色而分子由。同秉天地之阴，同兼甲木之气仲淳，同致于脾若金，故能收拾肝气，使归反本灵胎，亟令阳气归根于阴也修园。时值闭藏子由，春生红芽，花开三四月间，得少阴君火之气化，炎上作苦，故气味苦平隐庵。白者由木媾金而有酸，因金媾木而有涩，金主收敛，故专入气[⑤]分以收之。凡病阴虚而阳亢，取其收脾之阴。遂下以固肝肾之阴，上以和心肺之阳若金。敛津液而护营血，收阴气以泻热邪石顽。一名离草茂先，能于土中泻木时珍，使土木无忤，精气渐复元犀，故土受木乘者，用之颇宜秉衡。盖泻肝之阳石顽，不致有余肆暴，犯肺伤脾灵胎。以补脾之阴石顽，即

---

① 汁：原缺，据《本草纲目》第十四卷“当归”及《神农本草经读》卷之三“当归”补。

② 元素：原作“敦”，据《本草纲目》第十四卷“当归”改。

③ 元素：原作“敦”，据《本草纲目》第十四卷“当归”改。

④ 婥：原缺，据《本草纲目》第十四卷“芍药”补。

⑤ 气：原作“阴”，据《本草述》卷之八上“芍药”改。

所为安肺若金。若阴不能育乎阳而阳亢，则取收阴为主时珍，由气而致血之用若金。一名花相《花镜》，乃养肝之圣药也灵胎。即经主邪气腹痛，益气之谓也石顽。赤者，由木归火而有苦，以火达木而有泻，火主昌扬，故专入血分以行之若金。是开泄之品秉衡，力能从中开发，逐邪外出子由。凡阴实而阳郁，取其若金能行血中之滞时珍，疏通经脉隐庵，由血分而致气之用若金。其除痹破坚，主寒热疝瘕，止痛，利小便，皆指赤者而言石顽。今人误为收敛，殊欠考也秉衡。经未分赤、白，故一例贯之石顽。

牡丹中品

气味：辛，寒，无毒。

主：寒热，中风瘛疭，惊痫邪气，除癥坚瘀血留舍肠胃，安五脏，疗痈疮。

根皮外色红紫，内色粉白，命名曰牡丹隐庵。心为牡脏经文，色赤入血讱庵，乃心主血脉之药也。气味辛寒，秉金水相生之气化隐庵。《经》主寒热中风，惊痫邪气，皆厥阴所发之疾灵胎。以其秉金气，而治血脉之风隐庵。凉心清火韵伯，和通经脉灵胎，开发陷伏之邪石顽。虽凉血而气香走泄，为血中气药。味辛可以发汗，入于养阴剂中，则阴药借以宣行而不滞，并可收其秉衡养肝灵胎凉血之功秉衡，以世称花王也涵芬。惟血热而有瘀血者宜之孟英。中秋栽植，根屈则死涵芬。专于行血破瘀，故能堕胎消癖。所谓能止血者，瘀祛则新血自安，非真能止血也秉衡。其所散所泄，乃血中之戾气时泰。清血分之热，则主血之心、藏血之肝不为火铄惟祥，退无汗之骨蒸明之，故即为除瘀和血也时泰。肠胃积热明之，血热下注天士，则留舍肠胃，逆于肉理乃生痈疮《内经》，取其破积生新石顽，泻血中伏火时珍，乃和血、生血、凉血之要药也仲淳。故阴虚人热入血分而患赤痢者，最为妙品。然气香而浊，极易作呕，用者审诸秉衡。

芎䓖中品

气味：辛，温，无毒。

主：中风入脑头痛，寒痹筋挛缓急，金疮，妇人血闭无子。

人头穹窿穷高，天之象也。此药上行，专治头脑诸疾，故有芎䓖之名时珍。三月生苗，秉春气已深，故温若金。至八月根下始结时珍，又得金之全者，故其味辛甘。夫气温，辛甘之阳，所以气厚升浮若金，专于开郁彦修，能畅若金欲遂之气血忠可，故过用能散真气也。大抵能达阳于阴中，即能贯阴于阳中。始终在血分，畅其气者若金。车轮纹者，急于善行鞠通。上行颠顶，下至血海，助清阳之气，祛风湿在头元素。不惟握升降清浊之枢以为化原，实能由风脏血脏之化机以为生育，故主血虚头痛、寒痹筋挛缓急为圣药若金。妇人以血为主，血闭不通，则不生育天士。取其辛散，行冲脉石顽而通经也修园。总之阳陷阴中及阳不能畅阴①之证，乃所宜投若金。久服，令人暴死叔熊②。若中病即已，则焉能走散真气而致此哉宗奭。

郁金《唐本草》

气味：辛、苦，寒，无毒。

主：血积下气。

以郁合秬③，酿之成鬯④《书经》。周人尚臭用鬯。阴达于九渊，阳彻于九天，故能条畅于上下，致气于高远子由。芬芳攸服，

---

① 阳不能畅阴：原作“阴不能畅阳”，据《本草述》卷之八上“芎䓖”改。

② 熊：原缺，据《本草纲目》第十四卷“穹䓖”补。

③ 秬（jù，巨）：黑黍。《诗》：“诞降嘉种，维秬维秠。”

④ 鬯（chàng 畅）：古代祭祀、宴饮用的香酒，用郁金草合黑黍酿成。《说文》：“以秬酿艸，芬芳攸服，以降神也。”

用以降神《说文》。鬯，香草也诗经注。能开肺金之郁遵程，古人治郁遏不升彦修，命名因此也时珍。四月生苗，秋末茎中吐华，由火土而趋金水，以宣其所孕。且其精英不结于实，仍返于根，根色黄赤，犹存火土之质，而大蕴金水之精。所以气寒味苦，能化火土之浊，乃就其阴之精微，以肆其阳之脱化若金。芳香走窍而开秘结鞠通，性本轻扬，能开郁滞，凉心元素，以下气开肺郁以平木兆张。辛能散，苦能泄，为血中气药仲淳。由气畅血若金，故善降气分拂逆，肝气不平吐血仲淳。治郁结血凝气滞之病兆张，化中土之秽浊鞠通，主败血之冲心心痛，以其功皆在石顽畅血中精微之化而行之也若金，且主蛊毒时珍。

姜黄，与郁金功用相近，但此兼入脾时珍，能行手臂元礼。治风寒湿气痛时珍，其理血中之气可知元礼。治癥瘕大明，通经石顽，消肿毒，功力烈于郁金高宗。

莪术《开宝》，色黑好古，入肝时珍。阳中之阴，能从气入①而破血，先开其气，而后效其破血之用，为疏气至血之味若金。磨积之药石顽，故主积聚诸气若金，真气虚者勿用洁古。

三棱《开宝》，色白属金，破气血，肝经药也好古。阴中之阳，从血入而致破气，为溃血出气之味若金，所以能治一切凝结停滞有形坚积之症也仲淳。

莎根香附子《别录》

气味：甘，微寒，无毒。

主：除胸中热，充皮毛。

其根相附，连续而生，可以合香，故名香附。其草可为笠，疏而不沾，故从草、沙。气香善窜，上行胸膈，外达皮毛时珍，

① 入：原作“实”，据《本草述》卷之八下“荆三棱”改。

通行十二经八脉之气仲淳，为之转输修园。主膀胱间连胁下气，心忪[1]少气颂，解郁，治积聚，妇人崩漏带下，月经，胎产百病时珍。其味甘，甘为生气生血之源，兼有辛，辛金归肺而主气，后兼有苦，苦火归心而主血若金，血中之气药也好古，凡气郁血滞必用之仲淳。开发上焦，即中焦亦借之以宣化，下焦亦借之以宣渎[2]子由。上焦包络所生病，如七情抑郁能开之，以包络主血；中焦脾胃所生病，如霍乱食积痰痞能鬯[3]之，以脾统血胃生血也；膀胱下焦胁下气妨下血、尿血、月候、崩带能调之，肝固血之脏，肾乃血之海也时泰。血中气行，则血以和而生，气有所依而若金健运不息，所以生生彦修无穷，是之谓生血，是之谓益气，即气虚而事补益者，亦借此导祛虚中之著若金，所谓治虚怯甚速也懋。大抵寒湿之伤气者伤乎血，固是的对若金。子结于根，根有宿密，故主安胎士宗。为气病之总司，女科之主帅也。熟则下走肾肝，外彻腰足时珍。

木香上品

气味：辛，温，无毒。

主：邪气，辟毒疫温鬼，强志，主淋露。

采根阴干，一月方枯。人身经血，一月一周，肝木主之，故曰木。一名五香，五者土也士宗，秉土之阳精仲淳。根株节叶，各具中土五数，非秉升降之枢者乎？然则助脾乃其首功，行肝即其次功若金。其味辛苦元素，气极芳烈灵胎。散滞气于肺

---

① 心忪（zhōng 忠）：病症名，即怔忡。忪，心跳，惊惧。《伤寒明理论》："悸者，心忪是也。筑筑惕惕然动，怔怔忪忪，不能自安者是矣。"

② 渎：原作"续"，据《本草乘雅半偈》第八佚"莎草"改，与上句合。

③ 鬯：通"畅"，舒畅。辽了洙《范阳丰山章庆禅院实录》："神渐鬯而色益舒也。"

上膈，破结气于中下焦中立。郁气不舒，固宜用之惺庵。且能急通脾气，上行于心东逸。主邪气，乃肝气逆也，木喜疏通士材，得此开气醒脾东逸，则气能下达，通其气于二肠灵胎。性禀温热若金，专决胸腹间滞塞冷气宗奭。如病于冷者之气虚，固为对待若金。《经》之所主，以其善开阴经伏匿之邪石顽，除邪秽不祥也。强志，心主臭，香气通于心。淋露，心气下交于小肠而调矣灵胎。解柿蟹毒璆，总为调气之剂也易老。煨者，实大肠时珍，止泄泻石顽。

草豆蔻《别录》

气味：辛，温，涩，无毒。

主：温中，心腹痛，呕吐，祛口臭气。

凡物盛多谓之蔻雄，豆蔻之名，有取此义。豆，象形也时珍。草是对肉豆蔻而名宗奭。今以滇广所产者名草果遵程。果积乃其主也，故以名之中立。外壳紧厚，干色淡紫，能消酒食毒，故为果耳宗奭。其味先微苦而即辣，后又有甘淡若金。得火金之气仲淳，由火则有归于土，似不止于温也，故其的治入中土若金，治太阴独胜之寒时珍。芳香而达窍，补火以生土，祛浊以生清鞠通，而效驱积寒，除胃痛之用若金。能散滞气彦修，截瘴疟、寒疟时珍。明知身受寒邪，口食寒物，胃腹作痛，方可用之彦修。闽产者，燥湿驱寒。滇广者，除痰截疟遵程。虽是一物，微有不同时珍。名同实异，连类比附，昭其辨也言扬。

肉豆蔻《唐本草》,① 似草豆蔻而无核时珍，祛壳只用肉宗奭。得金中之肃气，金主收降，其用更切于大肠若金。脾土惟喜芳香，故与脾胃最为相宜石顽。是由胃以至于大肠，而效其

---

① 唐本草：《本草纲目》第十四卷“肉豆蔻”作“开宝”。

且降且收之用。能使温气降而入中土，收气更归大肠，盖为能竟其肺之用耳。温补归原诸药多用，益信肺气之能降能收，乃所谓肾气归原也若金。

白豆蔻《开宝》，宽胸药也。肺居胸膈之上，肺气不布则胸膈不通，此能达肺金之气。肺属金，其色白，故曰白士宗。味辛而全无苦意，是专乎金气也。故其的治，入肺而效温冷散滞之用若金。开上焦肺气，气化则湿化鞠通。所谓大气一转，其结自散《金匮》。即剂合寒热，而亦入此味者，以其若金冬夏不凋藏器，能和寒热之气也若金。

红豆蔻《别录》，芳香能醒脾，温肺散寒，燥湿消食时珍。大补命门相火，根名高良姜弘景。暖脾胃而逐寒邪石顽。其辛而兼苦，有下气之功若金。主治暴冷，胃中冷逆，霍乱弘景。以阳并于阴则升降之道穷，故治病于中土，或为若金霍乱腹痛弘景，甚则反胃，其能若金祛风冷权者，以阳气大虚则亦病于风，惟此能奏功于阳也若金。

缩砂密《开宝》，花实在根下，固甲函孚[①]，界列八隔，砂粒攒聚，敛密缩藏。犹夫其息以踵，而孕毓元阳，保任冲举，是故升降出入，靡不而合。宜观其子由理元气，通滞气，醒脾养胃时珍。理脏腑之气而纳于肾羽皇，归宿丹田懋，退藏于密之义士宗。其补虚子由安胎士宗，与命门火衰，不能纳气归原者，皆可使之从降从入也；并命门火衰，不能生土者，亦可使从升从出矣。乃若散滞舒郁，化痞却痛子由，噎膈呕吐时珍，此正开发上焦，宣五谷味，苏胃醒脾之力也。毋仅瞻其升出，失却其

---

① 固甲函孚：坚固的甲壳包裹着外皮。函：包含，容纳；孚：种子的外皮。

降入之原子由。

益智子《开宝》，脾主智时珍，此物功专补火石顽，益脾胃好古，启聪明晓澜，益人智慧中立，故名益智。观其二月连花著实，五六月方熟，而核黑皮白，气固秉于火，而功乃成于水。盖缘人身君火，火宅水于内；相火，火摄水于外。以真阳之气而摄真阴，兹物有合焉者。秉真阳以摄真阴，即能留其阴之清，化其阴①之浊，就是能分清浊。故其治浊，原非以收敛为功，且以阳摄阴，阴归阳和。所以胀满积聚诸治，亦非以开发郁结取效若金。取调诸气，以安三焦，止吐唠而摄涎唾中立。补心气命门之不足，涩精固气，治吐泻、泄精、崩带讱庵。治悸症健忘，火之体也。浊遗盗汗、下血泄泻，水之用也。治胀满积聚、膈噎、脾痹胁②痛，是土中大畅水火之用。总之病属阳虚而不能摄阴者若金，用此土中益火士瀛，温脾肾虚寒而调气，有子母相关之义。其主益气安神、利三焦，是补元气虚寒，心火、相火之不足也嵩。其气辛热，能于开发郁结之守真中，即能敛摄脾肾之气，故著功若此时珍③。

补骨脂《开宝》

气味：辛，大温，无毒。

主：五劳七伤，风虚冷，骨髓伤败，肾冷精流，妇人血气堕胎。

能添补人之骨脂，名中立补骨脂，言其功也时珍。色黑宜归左肾，而辛温偏向命门。两脏咸交，驱水火之精气，俾补骨髓

① 阴：原作“阳”，据《本草述》卷之八上“益智子”改。
② 胁：原作“腹”，据《本草述》卷之八上“益智子”改。
③ 时珍：当作“仲淳”，《本草述钩元》卷八“益智子”误作“濒湖”语，显系抄误。

子由。髓者，骨之脂也时泰，故主骨髓伤败若金。其主使心包之火与命门之火相通懋，以收散越之阳气天士，敛神明懋。壮肾气，以收浊气归就膀胱，使气化而出惺庵。俾阴精化髓以填骨空，盖其收摄精气者，皆即水摄火之元机，其补益形器①者，又即火运水②之妙理也。其功归于补髓者，由于血合气，气化精也。又命门元阳，乃水中之火也若金。暖水脏，真阳得补，脾借母气资生，故为仲淳气不归原惺庵、壮火益土之要药仲淳。

蛇床子上品

气味：苦，平，无毒。

主：男子阴痿湿痒，妇人阴中肿痛，除痹气，利关节，癫痫，恶疮。

蛇性窜疾，居处隐僻，秉善行数变之体用。蛇床功用，靡不吻合。设非气性相感，宁为蛇虺③所嗜耶？故凡厥阴隐僻之地，气闭不通，得此宣大风力，鼓舞生阳，则前阴窜疾自如。并可伸癫痫之气逆于脏，与关节之壅闭不开，而作把握阴阳之良剂也子由。生阴湿卑下之地而芳香燥烈，不受阴湿之气，故入于下焦湿气所归之处逐其邪灵胎。而又有补肾命，祛风湿讱庵，杀虫。故《经》主补助男子，而且有益妇人也时珍。

藿香《别录》

气味：辛，微温，无毒。

主：祛恶气，止霍乱心腹痛。

主疗霍乱殊功，故名藿香中立。以气乱于肠胃，则为霍乱

---

① 器：原作“气”，据《本草述》卷之八上“补骨脂”改。

② 火运水：原作“水运火”，据《本草述》卷之八上“补骨脂”改。

③ 虺（huǐ 悔）：蛇名，这里泛指蛇类。

《内经》。致乱正气者，恶气耳。藿虚燥芳馥，具不逆不挠，入群不乱，立定其乱，因名曰霍复。其味辛，中虚而有节时泰。秉清和芳烈之气，为脾肺达气要药讱庵。由燥金之气，以敷布宣发，不独六①气之淫，祛其外受，并七情之偏极于内郁者，无不治之若金。芳香之气助脾胃明之，正不正之气鹤皋，宣气机之不宣鞠通。凡时行疫疠、山岚瘴气石顽、暑浊用此鞠通，则邪气自无容而愈矣石顽。

白芷中品

气味：辛，温，无毒。

主：女人漏下赤白，血闭阴肿，寒热，头风侵目泪出，长肌肤，润泽颜色，可作面脂。

芳洁自约而为极止，故名白芷中立。初生根干为芷锴，则白芷之义又取乎此也时珍。臭香色白，气味辛温，秉阳明金土之气化隐庵。具春生发陈之气，洁齐生物者也。合从高明青阳之上，一阴隐僻之下，对待污浊者，齐之以洁。如女子漏下赤白、血闭阴肿寒热，此一阴之下血浊及气浊也。长肌肤，即洁肌肤浊，以气洁则气精于肌也；泽颜色，即洁颜色浊，以血洁则血华于色也子由。其气芳香，能通九窍明之。总取其纯阳上升，或以治风，或以和气，或以活血若金，故头风②侵目泪出可治隐庵，又有排脓长肉之力也石顽。凡驱风燥湿，未有不耗精液者，其质极滑润，能和利血脉而不枯耗灵胎。有何风寒之邪不散于气分，及血分之阴结为污浊者，能不解利乎若金？

---

① 六：原作“恶”，据《本草述》卷之八下“藿香”改。
② 头风：原作“风头”，据《本草崇原》卷中“白芷”乙正。

藁本中品

气味：辛，温，无毒。

主：妇人疝瘕，阴中寒肿痛，腹中急，除风头痛，长肌肤，悦颜色。

本，根也恭。藁，高也。得天地崇高之气，太阳标本之精隐庵。宣发脏阴，精明形色，洁齐生物者也。如一阳之上、一阴之下，血浊及气浊而致头痛、疝瘕者，咸可齐之以洁也子由。味先辛后苦，更合于气之温而不即降，其用本在于手也。惟上焦之阳气得化，则自导阴而下，故能主诸症，即自上达下之验也若金。其气雄壮，寒气郁于太阳，头痛非此不除元素。能祛风湿时珍，则妇人疝瘕、阴痛皆瘳，岂特除头痛而已哉石顽。

香薷《别录》

气味：辛，微温，无毒。

主：霍乱腹痛吐下，散水肿。

薷，本作莱，其气香，其叶柔，故以名之时珍。生苗于四月，九月乃开花著穗。秉火土之气以生，而化于金水之气以成若金。故气味辛温芳香，由肺之经而达其络鞠通。整营于脉中，肃卫于脉外子由。第其功力在和金郁，俾阳气得以宣布，而中气因之转化若金，有彻上彻下之功震亨。开提其玄府，即以启辟其幽门，是其功力子由。又在发汗以泄宿水天士，散水肿果有奇效。然暑月乘冷饮冷，致阳气为阴邪所遏，遂病头痛，恶寒发热，腹痛霍乱者，宜此发越阳气，散水和脾时珍。辛散皮肤之热，温解心腹之结，肺气清，则小便行而热降矣讱庵，总为夏月寒湿外袭而设也生白。

假苏中品

气味：辛，温，无毒。

主：寒热鼠瘘，瘰疬生疮，破结聚气，下瘀血，除湿疸。

假苏一名荆芥普，曰苏，曰芥，曰荆，皆因其气味辛香，如苏、如芥、荆，其生成从而疏爽也时珍。经言味辛气温者，气之温，合春和木气之升举，是为能达阴气，俾阳得乘阴而出，则风治矣，而血已和。味之辛，合秋来金气之凉降，是为能和阳气，俾阴得先阳以畅，则血裕矣，而风亦平。外因风寒而阳郁，内因七情致血分有滞以郁阳者，此能纾阴以达之若金。其性升浮，能发汗散风湿遵程。其气芳香，能逐秽、利咽喉、散热解毒鞠通。祛血中之风，皮里肉外者为要药仲淳。观经主治，皆是搜经中风热痰①血之病石顽。又能清头目，散瘀血，破结气，消疮毒，故治风病、血病、疮病时珍，产后中风血运元化，肠风血痢等症。凡服此药，不可食鱼弘景，令人吐血廷飞。

苏中品

气味：辛，微温，无毒。

主：下气，杀谷除饮食，辟口臭，祛邪毒，辟恶气，通神明。

苏从稣，舒畅也。苏性舒畅，行气和血，故谓之苏时珍。详其色香气味，体性生成，推陈致新之宣剂轻剂也。故气下者，可使之宣发；气上者，可使之宣摄子由。其叶早挺暮垂，能引阳气归于阴分隐庵。其味辛，入气分肺金；其色紫，入血分心火。金火合德，其气因和以温，是物宣气而即能和血若金。偏于宣散子由，解肌发表，散风寒时珍血脉之邪石顽，与麻黄同功而不走泄正气小陶。主下气者，辛后有甘若金，通肺胃之气也，故能治肺胃不和，呕恶不止生白。杀谷气者，气温达肝，肝疏畅而

---

① 痰：原作“瘀”，据《本经逢原》卷二“荆芥”改。

脾亦健运也。除饮食，解鱼蟹毒，总取其散寒祛毒辟恶之功仲淳。辛香扑鼻，香为天地正气，香能胜臭，即能解毒胜邪修园。故本经所主一皆胃病，专取芳香正气之义石顽。气盛则行速，其治修园脚气日华，取著者行之也修园。

茎子由，则偏于宣通若金，能行气安胎石顽，下气宽胀，治噎膈反胃，止心痛。

近根梗，功力稍逊，又能顺气安胎遵程。

子《别录》，诸香多燥，惟此独润，性能下气石顽。除寒温中弘景，利膈宽肠时珍。为除喘定嗽、消痰结气日华之良剂，故胸膈不利者宜之石顽。

苞，取包含子气，虚家、妊妇、产妇发散最佳。且气味皆薄，而无过汗伤中之患石顽。

桂荏《别录》，即苏之色青者，子名荏子石顽，故谓之白苏也时珍。《诗》云：荏菽旆旆①。荏子可以压油，荏时珍者熟，则荏雀群②至食其实也《方物记略》。观面青背紫，已不全秉乎火之气矣。子采以七月，则因于火之退气，乘乎金之进气也。由火而独专其金气，有不奏功于吐衄咳唾、喉腥口臭及口苦口甜者欤？此味于血证有殊效者，缘不以苦寒退血中之火，而以火中之金气和之，握生化之机权以为升降，所谓火得宿于水者。本经首言下气，理固可参，而又能治风消痰若金。止喘咳，润心肺日华，是理血以化气也若金。

薄荷《唐本草》

气味：苦、辛，平，无毒思邈。

---

① 旆旆（pèi 沛）：古同“旆”。古代旐旗末端形如燕尾的垂旒飘带。旆旆，旗旒下垂的样子。

② 雀群：原作“群雀”，据文义改正。

主：贼风，伤寒发汗，恶气心腹胀满，霍乱，宿食不消，下气。

寒暑未薄而疾。薄，侵也爽。弗克负荷，荷，担也《左注》。发表解肌，负风寒之邪中立。高颠、皮肤风热元素，一汗而解岫云也。以此草感杪①春初夏之气仲淳，其性浮而上升元素，能清理六阳之首，会驱除诸热之风邪若金，疏导经络，表散高巅之邪热师愚。气温性凉，具转夏为秋，高爽清明之象不远，而大禀辛凉者若金，辛能发散，凉能清利时珍，疗风热而发汗退庵。其值大火之候而金气乃昌者，以金能达火之用。其辛散可以纾阳之拥而上，其辛凉可以诱阳之依而下。首主贼风伤寒发汗，如炎歊②之候，商飈③动而酷热顿转，此造化元机在于退热之先。即其根经冬不死，固禀水气，特因木气之达若金。为药中春升之令，能开郁散气石顽，辟秽恶邪气孟英，利头目耳舌、咽喉口齿、皮肤瘾疹诸病时珍。亦即善于达火之用，而真气毕畅也若金。

泽兰中品

气味：苦，微温，无毒。

主：乳妇内衄，中风余疾，大腹水肿，身面四肢浮肿，骨节中水，金疮，痈肿疮脓。

生于泽旁弘景，广而长节机，故名泽兰弘景。感土泽之气仲淳，而芳香透达，节实茎虚灵胎，方茎紫花恕轩。能于人经络受

---

① 杪（miǎo，藐）：本义为树枝的细梢，此指年月或四季的末尾。《礼·王制》："冢宰制国用，必于岁之杪。"

② 炎歊（xiāo嚣）：原作"炎蒿"，据《本草述》卷之八下"薄荷"改。炎歊，指暑热。歊，炎热。

③ 商飈：指秋风。

湿之处分疏通利，无所格碍，统治内外一切之水病灵胎。气味苦温，根萼紫黑隐庵，能走血分时珍。苦能泄，温能和，专治产后败血仲淳流于腰股，拘挛疼痛石顽，破宿血，消癥瘕大明。本经主治皆取散血之功，为产科、金科要药石顽。

佩兰，纫秋兰以为佩《离骚》，故称秋兰为佩兰孟英。必花叶俱香而燥湿不变，故可刈佩朱子。夫气香之药，性皆辟浊理气秉衡。一名省头草，妇人插于髻中，以辟发中油秽之气瑶。其味辛，其气香，其性凉，用之以醒脾气，涤甘肥也岫云。因于湿，首如裹《内经》，盖湿热浊气上熏，则元神之府昏重，而失其清灵之恒矣。此草气猛，能上行辟浊，故有省头之名秉衡。脾喜芳香，肝宜辛散。脾气舒，则三焦通利而正气和；肝郁散，则营卫流行而病邪解时珍。治脾瘅者，此肥美之所发《内经》，是湿热与谷气相搏，当用此芳香辛散以逐之天士，谓辛能发散冰郁结也仲淳。

鲜者，治湿热病后胃气不醒，清养药也天士。取开气泄热，即所谓除陈气也岫云。

花，名千金花，臭类木香，苦甚黄连，治滞痢。以能阑辟不祥，利水道，宣气四达耳不远。

马兰日华，其叶似兰而大，其花似菊而紫，故又名紫菊，俗称大者为马时珍。辛平，入阳明血分，破宿血，养新血，止鼻衄吐血，合金疮，断血痢，解酒毒，疗痔，杀虫大明，诸疟，腹中急痛时珍，皆取散血解毒清热也石顽。

玫瑰花《纲目拾遗》

气味：甘、微苦，温，无毒。

主：和血行血，理气。

玫瑰，火齐珠也《前汉书注》，今南方之出火珠师古。此花含苞未放，色紫气香，宛似如珠，故名玫瑰。色能益血，香能补气，通经络和百脉，壮腰肾健脾胃排山。舒郁结，辟秽，和肝，可消乳癖孟英。治跌打损伤，乳痈初起，肝胃气痛，郁症，吐红，风痹，噤口痢，入药用瓣，不见火恕轩。

蔷薇上品

气味：酸，温，无毒。

主：痈疽恶疮，结肉跌筋，败疮热气，阴蚀不瘳，利关节。

依墙援而生，故名。茎多棘刺，子如营星，故谓之营实时珍。气味酸温，性专解毒，兼能散结，故其所主皆得疗之石顽。

根，苦涩而冷，入阳明，除风热湿热时珍，牙痛大明口糜讱庵，肺痈恕轩。

花，生水边者，香更浓郁而味甜陶朱公。香可辟汗恕轩，甘可解毒石顽。降浊气，疗热气孟英，利关节，治妇人郁结吐血恕轩，开中达表《药帖》。可驱疟鬼涵芬，故患疟者，烹饮即愈陶朱公。解一切陈腐之气《药帖》。治上焦有热，好瞑时珍，消渴，口舌糜烂思邈。

金樱子《蜀本》，蔷薇类也陶朱公。治脾泄下痢，止小便，利涩精气保昇。凡开肠洞泻，便溺遗失，精气溢泻，以及血液妄行，寝汗①不禁，皆脱也。虽云涩可治脱，收可待脱，还须裁其本，度其标，评其先后，定其缓急子由。

月季花《纲目》

气味：甘，温，无毒。

主：活血。

① 寝汗：眠中出汗，即盗汗。

逐月开放，故名月季。花色深红，气味甘温，为活血之良药时珍，经闭癥瘕宝素及痘疮触犯经月之气而伏陷者用之石顽。以其花荣艳，四时常放魏公，不失经行常度石顽，能调经疗瘕宝素。虽取义，亦活血之力也石顽。

甘松香《开宝》

气味：甘，温，无毒。

主：恶气，卒心腹痛满，下气。

其味甘，产于松州。芳香能开脾郁，少加入脾胃药中，甚醒脾气时珍。

山柰①，主暖中，辟疠瘴恶气时珍，治心腹冷气痛瑶，皆芳香正气之力也石顽。

茉莉花《纲目》

气味：辛，热，无毒。

主：和中下气，辟秽浊，下痢腹痛孟英。

南越之境，百花不香，而此花特香。缘自别国移至，不随水土而变贾。茉莉二字初无定，义各有取涵芬，名没利龟龄者，言叶不足以荫物，干不足以代薪，徒以花名而已涵芬；名抹厉叙②者，言芳香被于十步，冰色结于鬘③华，厉恶之气从此渐消也涵芬；名末丽迈者，花开枝末，如玉肌映于翠袖，为独丽也涵芬；名茉莉者含，能养胃元功，利于病末也，故所主皆取其芳香

---

① 柰（nài 奈）：原作“奈”，据《本草纲目》第十四卷“山柰”改。柰，果木名，与“林檎”同类。

② 叙：当作“文叔”。按《本草纲目》第十四卷“茉莉”：“《洛阳名园记》作抹厉”，当指李格非，字文叔，著《洛阳名园记》。

③ 鬘（mán，蛮）：头发美好的样子。白居易《游悟真寺诗》：“叠霜为袈裟，贯雹为华鬘。”

散陈气也石顽。

隰草[①]部

麦门冬上品

气味：甘，平，无毒。

主：心腹结气，伤中伤饱，胃络脉绝，羸瘦短气。

麦可以服食断谷时珍。本作虋冬，虋，嘉谷也《说文》，故谓之麦虋冬弘景。一作门冬者时珍，以冬主闭藏，门主开转，谓其有开合之功能鞠通。为纯补胃阴之药灵胎。气味甘平，质性滋润隐庵，燥金用之能滋能清退庵。凌冬清翠，盖秉少阴冬水之精隐庵。揣其气象生成之义，能转春为夏，使肾通心不远。一本横生于土中，能通胃气于四旁，连络不断，用之以通络脉，令结者解、伤者复、绝者续，皆借中心以贯之也隐庵。导太乙天真之气归于脉中，凡火热为病，枯涸真阴，致经气病而脉欲绝者，惟此清阴腻润若金。滋其津液，通其肺胃石顽，兼能宁心退庵，最为中的，主羸瘦短气，以此腻润味甘。水土合德，离中本具有坎，更由黄婆以致于离，使脉气流经，经气归肺而朝百脉矣若金。胃气上逆，肺亦呼不能吸，而气短促矣天士。此秉少阴癸水，上合阳明戊土隐庵。胃为阳土，宜用甘凉天士。土能生金，肺气全恃胃阴以生，胃气润肺亦自资其益灵胎，实胃经之正药也仲淳。

艾《别录》

气味：苦，微温，无毒。

---

① 隰（xī 溪）草：低湿地方生长的草。隰，低湿之地。《说文》："隰，阪下湿也。"

灸百病。作煎主：妇人漏血，使人有子，止吐血下痢，下部䘌疮，利阴气，生肌肉，辟风寒。

艾可乂①病，久而弥善，故字从乂安石。故可灸百病，秉天地阳气以生仲淳。微苦微辛，生温熟热，走肝、脾、肾三阴而逐寒湿，转肃杀之气为融和时珍。宜于寒湿之血病，能暖子宫，开郁调经，使孕。至于胎漏腹痛，血痢崩带，元阳下陷，血乃不固，是皆因虚化寒，因寒动湿之血病若金。故为治崩带调经之妙品仲淳，能回垂绝之元阳也讱庵。

菊花上品

气味：苦，平，无毒。

主：诸风头眩肿痛，目欲脱，泪出，皮肤死肌，恶风湿痹，利血气，轻身延年。

菊，鞠也。必鞠养而后得，称佳菊，故名菊中立。菊本作蘜，从鞠，穷也佃。九月菊有黄花《月令》，一名节华，以秋令属金，故从金名。金有五色，专言黄，重土色也涵芬。其应重阳隐庵节候而华佃，有土金相生之义涵芬。华事至此而穷尽佃，故谓之鞠时珍。晚开晚落，花中之最寿者也灵胎。秉秋金清肃之气隐庵，饱经霜露，叶枯不落，花槁不零，味兼甘苦，其得金水之精英尤多，能益金水二脏。补水所以制火，益金所以平木，木平则风息，火降则热除，用治诸风头目，其旨深微时珍。凡芳香之物，皆能治肌表头目之疾。其主恶风湿痹者，风湿成痹，风统于肝，此有天士平肝风灵胎，补血元素，燥湿之力也天士。赞曰：圆花高悬，准天极也。纯黄不杂，后土色也。早植晚登，

---

① 乂（yì，刈）：治理，安定。《汉书·武五子传》：“保国乂民，可不敬与。”

君子德也。冒霜吐颖，象贞质也。杯中体轻，神仙食也士季。又云：同沾春露，独傲秋霜渊明。灵和秉气稼轩，花叶皆香东坡，图经尚白，正色惟黄，可饮可菜①，可枕可囊史正志。夕餐秋菊之落英平。延龄茂先之功也，其品贵重如此时珍。

根，善利水，治癃闭景岳。

叶，辛凉味薄，清少阳郁热，兼清气热时乘，凉血，祛头风喉痹疖毒恕轩，救垂危疔毒遵程，耳聍胀痛目赤。非轻扬芳香之香，何以开之天士。

干地黄上品

气味：甘，寒，无毒。

主：伤中，逐血痹，填骨髓，长肌肉。作汤：除寒热积聚，除痹，疗折跌绝筋，生者尤良。

苄，一名地黄，怀②庆出者，秉北方纯阴陶朱公。黄乃土之正色景岳，入土最深，性惟下行小陶。苄字从下，亦趋下之义《尔雅翼》。一名芑，阴土已也时泰。又名地髓，取精于土者最专若金。兼少阴寒水之气化隐庵，故气味甘寒而微苦，归于主血之心也若金。中土之德，大地含膏李日华。其用在于脂液，能荣养筋骸经脉，干者、枯者，皆能使之润泽也润安。心紫通心，中黄入脾，皮黑归肾石顽。主伤中者，补中焦之精汁也隐庵。逐血痹者，取其性凉而滑利流通。色质皆类血，故专于补血。血补则阴气得和，而无枯燥拘挛③之疾也灵胎。血中有痹，则骨髓不满，肌肉不长，筋脉断绝，均谓之伤中。若由填满生长而接续，

① 菜：原作“采”，据《本草纲目》第十五卷“菊”改。
② 怀：原作“淮”，据《本草纲目》第十六卷“地黄”改。
③ 挛：《神农本草经百种录》“干地黄”作“牵”。

皆克成血液流通，是以逐者即俾其流通之义也。性惟润下子由。借汤饮则上行外达，故曰作汤隐庵。汤者，荡也天士。除寒热积聚，正以疗水不济火之病若金。至阳盛则地气不足《内经》，必用此地气精专之味若金，以滋少阴水，主水盛，可以伏火耳韵伯。至于中土，握升降之枢而行化育，亦本由阴生阳之元，并畅其由阳归阴之用若金。所以能发血中之表鞠通，下血之热瘀载安，益真阴之不足若金。凉血生血元素，凉则热毒消，补则新血生。蕴积者行，而自大便出扬俊。横纹似络脉隐庵，清阴络之热鞠通，功能复脉润安。属骨《淮南子》，主折跌绝筋，盖肝藏血而主筋，肝无留滞则营血调而结散矣石顽。其功力到时，当以二便通利为外征子由。赞曰：地黄食老马，可使光鉴人。吾闻乐天语，喻马施之身。丹田自宿火，渴肺还生津。愿饷内热子，一洗胸中尘东坡。以能生精血，引入所生之地渊然，增其壳内络外之脂液也润安。

熟则微温元素。以丁火、丙火合炼鞠通，能补肾中元气好古。从阴发阳，从阳达阴，阳畅于阴中而阴乃化，故益阴尤胜若金。

生者尤良一语，指江浙鲜者而言石顽。受南方阳气，质性光润陶朱公，其性甘凉，上中焦用以退热存津鞠通。细软无力，仅可清热，不入补剂石顽。瘀血、蓄血、鼻衄、吐血，皆捣饮之弘景。功专散血石顽，泻丙火仲淳，清燥金，平血逆热毒，肠胃如焚，大热大渴切庵，并用鲜者作汤石顽。虽主治证同，而凉血补血之功稍异时珍。

鳢肠《唐本草》

气味：甘、酸，平，无毒。

主：血痢。

鳢，乌头鱼也，其肠亦乌。此草断之有墨汁出，故名时珍。鳢肠一名旱莲颂，颇似莲房，故得莲名时珍。秉北方坎水之气仲淳，纯而且厚，以合于人身真阴，当有同气相求之妙焉。所以治血痢、溺血等症，似能止血若金。而乌须发，益肾阴时珍，则能益血，止益咸宜。总因夫真阴为血化原，而血又为阴气之化原，能使阴盛而血化，血化而阴足，则在下在上，阳俱借阴为守，以效其用。此任督交会，而阳不孤行之元机也若金。

鼠曲草日华

气味：甘，平，无毒。

主：痹寒[①]寒热，止咳。

其叶形如鼠耳，其花黄如曲色时珍，故一名金钱，亦云佛耳恕轩。生苗吐花于春，得木火之气以除寒[②]若金。气味甘平，大升肺气，治寒痰咳嗽明之。大抵寒嗽，多是火郁于内，而寒覆于外也时珍。

天名精上品

气味：甘，寒，无毒。

主：瘀血血瘕欲死，下血止血，利小便。

天名精即鹤虱存中，嫩苗绿色，似皱叶菘芥，微有狐气。长则开小黄花，如菊。结实如茼蒿，子最黏人衣，狐气尤甚，炒熟则香时珍。秉天地清[③]阴之气，阴甘入血，辛能散结，寒能驱湿除热仲淳。功专散血，有破宿生新之功，故言下血止血，又能涌吐风痰、杀虫解毒石顽。打汁服，止痰疟时珍。乳蛾喉肿

---

① 寒：原作“塞”，据《本草纲目》第十六卷“鼠曲草”改。
② 寒：原作“痹”，据《本草述》卷之九下“鼠曲草”改。
③ 清：原作“精”，据《神农本草经疏》卷七“天名精”改。

及惊风牙关紧闭不省人事天仁，恶疮肿毒焘，吐血《易简》。除淫秽邪毒，从小便出。咽喉肿塞，痰涎壅滞者宜之《圣济录》，亦可治牛豕瘟时珍。

子，名鹤虱存中。入厥阴，善调逆气，治一切痰凝气滞，杀虫方中要品石顽。

谷精草《开宝》

气味：辛，温，无毒。

主：喉痹，齿风痛，诸疮疥。

谷田余气所生，故曰谷精。体轻性浮，能上行阳明，明目退翳时珍。甘平，得阳明燥金气化，为平肝不远补气要药洁古。取以治风虚头痛、喉齿之病，又为风症之补剂也若金。

决明子上品

气味：咸，平，无毒。

主：青盲，目淫肤赤白膜，眼赤痛泪出。青葙：苦，微寒，无毒，主唇口青。苋①：甘寒，无毒，主青盲，明目，除邪，利大小便，祛寒热。

决明以明目之功而名时珍。苋、葙同功，故字从目、见灵胎。得金气之正，其功专于明目时珍。味咸走血，气寒治热，治目之因热伤血分者不远。除肝热，和肝气嘉谟，和胃益阴兆张。主唇口青，是肝经蓄热之验也石顽。赞曰：决明明目，功见本草。食其花叶，亦祛烦恼。既能益人，矧可以饱苏子由。

鸡冠花，甘凉无毒《嘉祐》，以花状名也时珍。止肠风泻血、赤白痢藏器。痔漏下血，崩中带下，分赤、白用时珍。以其甘

① 苋：当指苋实。

平，能散厥阴血脉之风热也石顽。

木贼《嘉祐》

气味：甘、微苦，无毒。

主：目疾，退翳，消积块，疗肠风止痢。

此草有节而糙涩时珍，轻扬而善磨木讱庵，犹云木之贼也时珍，故能平肝散热而祛障讱庵。感春升之气仲淳，中空而轻，与麻黄同形同性，故能时珍发汗彦修解肌，升散火郁风湿时珍。主眼目暴翳止泪，取发散肺肝风邪也石顽。

麻黄中品

气味：苦，温，无毒。

主：中风伤寒头痛，温疟，发表出汗，祛邪热气，止咳逆上气，除寒热，破癥坚积聚。

其味麻，其色黄，故名麻黄时珍。一名龙沙，阳之汗，以天地之雨名之《内经》，以此发汗，如龙能兴云而致雨也古愚。色青形直以园，中虚象离，合辅心主，宣扬火令者也。主治寒风温疟头痛，侵淫部署之首，形层之皮，致毛孔满实，逆开反阖者，此味宣火政令，扬液为汗而张大之，则邪气去矣。咳逆上气者，毛孔满闭，不能布气从开①也；癥坚积聚者，假气成形，不能转阖从开也子由。气味苦温，苦为在地之阴，是从阴而达阳也若金。又形如肺管以园，轻扬上泄，以透至阴中之真阳际于极上若金，故能利血脉、通营气元素。俾寒水之气得畅，而太阳之气上至于肺，故凡血脉病于重阴②之郁者，俱可以此透

① 布气从开：原作"布从气开"，据《本草乘雅半偈》第四帙"麻黄"乙正。

② 阴：原作"阳"，据《本草述》卷之九"麻黄"改。

之。治寒之侵于肺而为嗽为喘，以喘由寒水之阳郁而不能透，遂并邪气上逆入胃至肺，上壅为喘，是即所谓肺胀也。非此寒水中透真阳而上际，则寒邪若金皆从汗出也。乃气味之最清，故能透出皮肤毛孔之外，又能深入积痰凝血之中，无微不至灵胎。生处冬不积雪，为泄内阳也时珍，惟营气郁塞、血脉结聚者宜之若金，故过用则脱真气时珍。煮须掠去上沫，以其轻浮之气过于引气上逆也斗保。

根节止汗弘景，效如影响，以其性行肌表，故能引诸药外至卫分而固肌腠时珍。物理之妙，不可测理如此权。

蒺藜上品

气味：苦，温，无毒。

主：恶血，破癥积聚，喉痹乳难。

《易》曰：据于蒺藜，言其凶伤。《诗》曰：墙有茨，不可扫也。蒺，疾也；藜，利也；茨，刺也。其刺伤人，甚疾而利也时珍。秉阳明之金气，苦温则属于火隐庵，温能行，苦能泄天士，金能平木，故主肝木所瘀之恶血，破肠胃郛廓之癥瘕积聚，阴阳交结之喉痹隐庵。搜风消痰治痈，横通旁达，为破敌之先锋，故一名旁通石顽。以其秉锐利之质，而具攻伐之力也隐庵。

沙苑蒺藜，产同州沙苑①之地时珍，得漠北之气，性降能补石顽，苦温补肾时珍，强阴益精，真者绝少讱庵。

茺蔚上品

气味：辛、甘，微温，无毒。

主：明目益精，除水气，茎主瘾疹，可作浴汤。

① 苑：原作“漠”，据《本草纲目》第十六卷“蒺藜”改。

其子充①盛蔚密，种种功用，悉以充肝之用，尉木之体也时珍②。专走血分，妇人以血为用，故有益母之名，非谓不治男子之病也秉衡。气味辛温，调经活血时珍，推瘀生新，故《尔雅》名蓷③若金。其气自上按下，从内彻外，丰美备足，故主上明目眼，下输水气，内益精髓，外固形骸子由。然所谓补者，是散其瘀而营血受荫，非补养血气之谓石顽。

茎，甘辛而兼苦，苦以泄之，则行之之功胜于子若金。凡温热之邪入于血分，或血热血瘀为病，皆可治之秉衡。故主治瘾疹番痧，腹痛呕逆，取其散恶血石顽，清热而解毒也隐庵，故又治肿毒疮疡，消水行血诸病时珍。

夏枯草下品

气味：苦、辛，寒，无毒。

主：寒热，瘰疬鼠瘘头疮，破癥，散瘿结气，脚肿湿痹。

凡物皆生于春长于夏，惟此草至夏而枯。盖其性禀纯阴，得少阳之气勃然兴发，一交盛阳，阴气将尽，即成熟枯槁④。故凡盛阳留结之病，用此为治，亦即枯灭，此天地感应之妙理也灵胎。冬至生，夏至枯，具三阳之正体，寒水之正化，故从内达外，自下彻上⑤，以祛寒热气结及合湿成痹也子由。感一阳而生隐庵，遇阳而枯，犹之生于阳而成于阴者，具有阴遇阳生，阳遇阴化之妙若金。故主寒热，为治疟圣药元功。以味辛而甘，

① 充：原作“茺”，据《本草乘雅半偈》第三帙“茺蔚”改。

② 时珍：当作“子由”，原文见《本草乘雅半偈》第三帙“茺蔚”。

③ 蓷（tuī，推）：益母草。《诗经》：“中谷有蓷，暵其乾矣。”

④ 槁：原脱，据《神农本草经百种录》“夏枯草”补。

⑤ 自下彻上：原作“自上彻下”，据《本草乘雅半偈》第七帙“夏枯草”改。

散结之中，有和阳养阴之功秉衡，入少阳而清其火热隐庵。如病阳盛而不得阴化，则气结而血亦结，此味于治瘰疬鼠[①]瘘、瘿瘿结气，以辛能散结，苦能除热石顽。抑肝木元功，缓肝火时珍，有专功也。治失血后不寐，目珠夜痛，岂阳得阴以化，阳入阴中而俾至卧乎若金？

白毛者，专清肝火恕轩。

青蒿下品

气味：苦，寒，无毒。

主：疥瘙痂痒恶疮，杀虱，治留热在骨节间，明目。

《诗》云：呦呦鹿鸣，食野之蒿。蒿，草之高者也晏子。蒿叶皆白，惟此独青《尔雅》。是少阳本药天士，乃其望春而发，得少阳春升[②]之气若金。其气发扬于上《礼记》，有从阴引阳以出之义也若金。其味苦，已出乎阳；其气寒，未离乎阴，阴中之阳，阳中之枢象也子由。既苦寒矣若金，专解湿热秉衡，且其气芬芳若金，有清暑逐秽讱庵开络之功鞠通。故为湿温、疫疠秉衡、辟邪气鬼疰思邈之妙品。又清肝胆血分之伏热，故为女子淋带、小儿痫痉疳䘌神剂秉衡。主留热在骨节间疟痢寒热时珍，风毒热黄，瘙疥恶疮讱庵。以其清血分之热，更由若金少阳领邪外出鞠通，不徒以苦寒除热为功也若金。

子，至秋则受金气矣若金。秉金水之精，得春升之气，故明目隐庵，治骨蒸时珍。

连翘下品

气味：苦，平，无毒。

---

① 鼠：原作“筋”，据《本草述》卷之九上“夏枯草”改。
② 升：原作“深”，据《本草述》卷之九上“青蒿”改。

主：寒热鼠瘘瘰疬，痈肿恶疮瘿瘤，结热蛊毒。

连、异翘《尔雅》，则是本名连，又名异翘，人因合称。状如人心，两片合成，其中有仁时珍。翘出众草恭，以治上焦客热宗奭，乃厥阴气分药也时珍。味苦而气凉，得秋收之气以告成，故其房剖之则中解，振之则皆落。能散血结气聚，主治寒热乃少阳开阖之病。凡阴阳之气不利，则三焦元气化热若金。此能升能清，解六经诸热天士，治瘀热发黄仲景，而散其偏气之结聚，又何火气所郁之寒热乎灵胎？鼠瘘痈肿疮瘤，咸从结气所生，此象形易落而能自散不远。泻热元素，首云寒热，而贯以结热二字。又知若金泻火清热，亦犹借其散结为功耳丹溪。故凡气分之郁热①，皆能已之。其味苦辛，应秋金之令，又能除肝家留滞之热毒也灵胎。治蛊毒者，受毒者在腹，造毒者在心，苦辛泄心，芳香醒脾，故主蛊毒隐庵。

心天士，以心入心，能除心热鞠通。

恶实《别录》

气味：苦、辛，寒，无毒。

主：伤寒寒热汗出，中风面肿，消渴热中，逐水。

恶实、鼠粘，皆因其实状恶多刺钩而名时珍。一名牛蒡，言其性横通旁达，如牛之力大也，故又名大力。有毛刺而属金士宗，有合乎肺若金。辛能散结兆张、开毛窍士材，苦能泄热兆张、散风邪晋三。治风温瘾疹，咽喉咳嗽明之。盖风热之毒，须开之散之类明，汗出乃愈讱庵。散肺邪而利咽喉，败毒鞠通。为宣肺气遵程、散风除热解毒兆张、透发斑疹之要药仲淳。

---

① 气分之郁热：原作“气血之郁结”，据《神农本草经百种录》“连翘”改。

根，治中风肿毒诜。

大蓟《别录》

气味：甘，温，无毒。

主：女子赤白沃，止吐血、鼻衄。

蓟犹髻也，其花似髻也时珍。又冀也，热则冀凉，冷则冀和，弱则冀强，乱则冀治，大有所冀也中立。秉土之中气，兼天春阳之气，故味甘气温，功专凉血、行血、补血、保血、养精兆张。散毒石顽，治痈大明，行而带补者也仲淳。

小蓟，小有所冀也中立。力微，只可退热大明。养精保血，补养下焦也石顽。

红蓝花《开宝》

气味：辛，温，无毒。

主：产后血运口噤，腹内恶血不尽绞痛，胎死腹中。

其花红色，叶颇似蓝，故名红蓝颂。花开盛夏若金，色赤多汁隐庵，与血相类目南，生血行血之品也隐庵。其气温，其味辛甘①，的为入心之药若金。主血运恶血，以能入心、肝、冲任、血海，养血和血，专理血海，祛旧生新也目南。主六十二种风，腹内血痛仲景，痃疟隐庵。治风先治血，血行风自灭临川。盖风乃阳邪，血为阴液，此对待之治也。其根、茎、叶多毛刺，具坚金之象，故能制胜风木。其性上行，花开散蔓，能生皮肤间散血隐庵，补火以生土箟南。盖血脉欲行不欲壅，然既已行矣，而更行之，岂不反害耶若金？多用破血，少用养血丹溪。

---

① 甘：原作“苦”，据《本草述》卷之九上“红蓝花”改。

子，治痘疮不出《开宝》。

胭脂，甘平，活血，解痘毒时珍。

王不留行上品

气味：苦，平，无毒。

主：金疮止血，逐痛出刺，除风痹内塞，止心烦鼻衄，痈疽恶疮瘘乳，妇人难产。

此物性走而不住，虽有王命不能留其行时珍。秉火金之气，故味苦甘平，行血为擅若金。下乳元素，利窍石顽，通淋执中，可见其性行而不住也时珍。

刘寄奴草，苦温无毒。寄奴，宋高祖刘裕小字也。微时遇一大蛇，射之。明日寻之，见青衣童子捣药，问其何用，答曰：吾主为刘寄奴所射，今合药敷之。叱之皆散，乃收药而反，遇金疮敷之即愈，因呼此草为刘寄奴草延寿。能破血下胀恭，下血止痛，治产后余疾弘景，通经下水大明。

车前子上品

气味：甘，寒，无毒。

主：气癃止痛，利水道小便，除湿痹。

此一名当道，好生道旁及牛马迹中机，践踏①不死隐庵，盖得天气养生之道《内经》。行肝之用子由，动而不静者也隐庵。又秉土之冲气仲淳，天之水气天士，故味甘咸寒仲淳，结实色黑颂。主气癃，盖小便气道也，而肝固司前阴之气化，而所司在气道者若金，膀胱气化也天士。此秉肝木之气化而达其水府若金，则水道亦行而不癃，不癃则不痛而小便长矣。得土气之用，

① 踏：原作“达”，据《本草崇原》卷上“车前子”改。

土气行则湿邪散而痹除隐庵。止水泻以利水道而不动气，水道利而清浊分，谷藏自止矣欧阳修。又名地衣，雷之精也《神仙服食经》，震为雷，为长男《易经》。《诗》曰："采采芣苡[1]"，言欲妊娠生男小陶。凡多子之药属肾，肾者人之子宫也。然其质滑而气薄，则为膀胱之药。膀胱乃肾气输泄之道路也灵胎。此专通气化，行水道，疏利膀胱，湿热不致扰动真火，而精气宁谧石顽，令人有子矣弘景。治难产机，取其通肾气，清热利窍之功也石顽。即其除湿祛泻，亦皆由木之精气达，土之浊气去，不徒以宣泄为功也若金。

叶，甘滑，最利小水宗奭，治黄疸犀元，且泄精气宗奭，非子类也若金。其疗衄血下血、小便赤血弘景，当是以行为止之剂若金。

---

① 芣苡（fúyí，服宜）：也作"芣苢"，即车前。《诗》："采采芣苢，薄言采之。"

卷　三

隰草部

瞿麦中品

气味：苦，寒，无毒。

主：关格诸癃结，小便不通，出刺，决痈肿，明目袪翳，破胎堕子，下闭血。

生于两旁谓之瞿佃，此麦之穗旁生故也时珍。瞿者，如道路通衢，有四通八达之意。麦者，肝之谷，有东方发生之意。此一本直上，花红根紫，秉木火之气化隐庵。专取蕊壳，其用通心，能化血分之结泣，夫血与小水是二是一若金，故利小便为君主之用明之。气味苦寒，水合于火以化之征，是所谓通心气、行血化以治血分、水分者也，主关格，诸癃结小便不通。当参若金胞移热于膀胱，为癃闭及溺血，肝热病者，小便先黄《内经》之义，此适为通心化血若金、降泄石顽肝气隐庵、利小肠颂、袪湿热之品仲淳。出刺者，竹木入肉，饮服梅师、捣涂石顽，其刺可出也隐庵。决痈者，破血块，排脓也大明。明目袪翳，破胎堕之，下血闭，皆取其破血利窍也时珍。

萹蓄 下品

气味：苦，平，无毒。

主：浸淫疥瘙疽痔，杀三虫。

萹蓄布地而生，节开白花，叶细绿茎，谓之扁竹《尔雅注》。观其引蔓促节时珍，节节开花，当有逐节以为通，能通而必循其节者，不失之为搜微抉隐之善剂若金。本经所主皆湿热之病石顽，治热淋《生生》，黄疸，取利小便时珍、消蓄水云舟、祛湿热之功也讱庵。

灯心草《开宝》

气味：甘，寒，无毒。

主：五淋，败席更良。

外刚内柔，表青里白不远，折取中心穰白燃灯者志。具乙木之气，秉燥金之化，体浮用升，故能齐通窍穴，咸遍脏腑，奇方之轻剂、通剂不远。甘淡性寒能通利，热气下行从小便祛，小肠为心之腑仲淳，以心入心退庵，故亦除心热仲淳。心火降则肺气下行而气通，火降气通则血和而水源畅，阴窍利矣若金。其行水除肿，五淋元素，不寐杨氏，取降心火，下肺气之义也若金。

地肤子上品

气味：甘，寒，无毒。

主：膀胱热，利小便，补中益精气。

田野俱有，乃今净地之具。功能祛皮肤中积热，除皮肤外湿痒，故以地肤名之中立。以太阳之气，上及九天，下彻九泉，外弥肤腠。此气味苦寒，得太阳寒水气化，上治头目，下利水疝，外祛皮肤热气，服之病去，必小水通长为外征也不远。众病皆起于虚，虚而多热藏器，则小便不利，精气日熻，故经主以清利膀胱邪热，中气自复耳石顽。

叶，能益阴气，通小肠时珍，主赤白痢弘景，解疮毒颂。

海金沙《嘉祐》

气味：甘，寒，无毒。

主：通利小肠。

其色黄如细砂时珍，生于叶上石顽。气结成砂，故能行气，结成砂石有形者，通利小肠，亦气化则出之义不远，乃甘寒淡渗之药也仲淳。曰海曰金，取肺之藏象属金，阳明气运属金鞠通。肠胃为海《内经》，宜通不宜塞也宝素，夫砂固不同于花实之吐，惟得其气之流散者，以致其自然之化机而已。人身肾主水而脾主湿，是肾水之用寄于脾也若金。小便之行，肺气化也天士。此砂似于土中布其流散之用，而并达其火之丽土，以为病于水者，观其治若金脾湿肿满明之，并喘闷不快，热淋茎痛时珍，则可知其化机所主，固不徒在行水之脏腑矣若金。

茵陈上品

气味：苦，平、微寒，无毒。

主：风湿寒热邪气，热结黄疸。

此草芳香，宣发独能子由。以新叶因陈干而生润安，故名茵陈藏器。秉北方之色，偏受大寒之气，故能除热邪留结韵伯。清芬可以解郁热，苦寒可以泄停湿。盖陈干本能降湿泄水①，加以新叶之如丝如缕，挺然于暑湿蒸逼之时，先草木而生，后草木而彫②，必能发散而清芳扬溢，气畅不敛，则新感之邪不得不解润安，茵陈以致新也子由。盖因冬令水寒之气，而具阳春生发之机隐庵，开郁莫如发陈，主治热结黄疸，风湿寒热鞠通，湿伏阳明石顽，诸邪成热，入中为疸子由，必从腠理脉络而内薄之。此叶丝如腠、如理、如脉、如络，芬芳疏利，味苦健行，

① 降湿泄水：《本经疏证》卷四“茵陈蒿”作“降热利水”，于义见长。

② 彫：通“凋”。

则入者出，结者散矣若金。疸虽各有所因，同为湿热而成，苦寒能除一切之湿热也仲淳。

冬葵子上品

气味：甘，寒，滑，无毒。

主：五脏六腑寒热，羸瘦，五癃，利小便。

质性耐寒，入冬不凋，故曰冬葵石顽。字从癸，从冬不远，皆属于肾《内经》，其子易生，用治胎产①。寒热，羸瘦，五癃者，盖寒热欲通而不藏，致肌肉羸瘦；五癃欲藏而不通，致水道闭塞。此甘滑养窍，能使藏者通；返顾卫根，能使通者藏。治水气、癃淋入神，功主助精宣壅而输水溺也不远。故治久病大便涩滞者宜食此菜，自然通利从正。并主天行斑疮，散恶毒之气焘，乃滑以养窍也从正。

蜀葵，即吴葵也弘景。夏小正四月小满后五日，吴葵华即此也愿。人家植之，茎高五六尺，开小黄花时珍。葵者，揆也。葵叶倾日，不使照其根，乃智以揆之也愿。苗、根、茎，气味甘寒而滑，除客热思邈，滑窍治淋，润燥易产时珍。治丹石发热，热毒下痢藏器，通大便时珍，散脓血，治关格藏器。

花，治赤白带下元素。

子，治淋，通小肠，催生，下水肿大明。

葶苈子下品

气味：辛，寒，无毒。

主：癥瘕积聚结气，饮食寒热，破坚逐邪，通利水道。

葶，定也《正韵》。苈，沥也，行也。能保定肺气而行水，

---

① 胎产：原缺，据《本草乘雅半偈》第三帙“葵子”补，与前之“易生”呼应。

故名葶苈中立。子色深黄，属火，性急丹溪。单能走泄宗奭，故一名䒦[①]《尔雅》。用之有节《淮南子》，可泄气闭之才，保定肺气宗奭。气寒味辛，秉阴金仲淳寒水之气以生若金，主癥瘕积聚之结气隐庵。肺气壅塞则膀胱之气化不通，譬之水注，上窍闭则下窍不通，水湿泛溢，为喘满，为肿胀，为积聚。辛能散，苦能泄石顽，滑润而香灵胎，大寒沉降石顽，专泻肺气。肺为水源，故泻肺即能泻水。凡积聚寒热，从水气来者，此药主之灵胎。破坚逐邪者，除胸中痰饮也权。通利水道者，肺能致气化于水，即水化之本原也，故结可破，壅可决，惟阴阳之气有乖，以致或结或壅，则不能舍此中病之物以为救标之治若金。亦能泄大便，为其体轻性降，引领肺气下走大肠也石顽。又主肺痈仲景，肺壅上气喘咳权，痰饮结胸时珍，以其泻从上焦始灵胎。愈胀《淮南子》者，下泄之力耳天士。肺中水气膹满急者，非此不治，但不可过耳时珍。

蓝上品

气味：苦，寒，无毒。

主：解诸毒，杀蛊蚑疰鬼螫毒。

蓝者，染青之草，染反胜于其质，故曰青出于蓝而胜于蓝者也中立。仲夏令[②]民无刈[③]蓝佃，恐伤长养之气也康成。然则，刈蓝先王有禁，制字从监，以此故也时珍。五六月结实，大得乎长养之气若金。气味苦寒，秉天地至阴之精仲淳，取精于水，长养于火，故治诸毒、蛊疰。以生阳之气达其用于土若金，能

① 䒦（diǎn，典）：葶苈。

② 令：令字下原衍“令”，据《埤雅·卷十七》删。

③ 刈：原作“剎”，据《本草纲目》第十六卷“蓝”改，下同。

使败血分于经络丹溪，专于清解湿热之邪石顽，何风眚①之不除而诸虫之不化乎若金？

叶，曰大青石顽，草木之叶无弗青者，而兹物独显若金，因名大青。为入肝之的剂，能宣大风木之用。亦可为肝之肾药，以多汁而气寒也；亦可为肝之心药，以味苦而性通彻也子由。更采于木火之交，可见从内彻外之用，其味微咸，是真阴之气，能解血中热毒若金，泻肝胆之实火，祛心胃之邪热石顽，通关节经络结气立言，收五脏郁火丹溪。夫关节通，结气散，则五脏之郁火亦散，是以散为收，即云收雾卷之收也若金。

淀，以蓝浸水，入石灰搅和，祛水为之时珍。其解毒则一，而杀虫之功更效，虫为下膈，非此不除石顽。

青黛，乃淀之浮沫收干石顽，蓝之英华也仲淳。所主者在火之先耳，其为达肝之郁气，以能大布生阳之气以行也若金。而止血拔毒、杀虫治疳之功，殊胜于蓝石顽。歌曰：小儿杂病变成疳，不问强羸女与男。腹内时时如下利，青黄赤白一般般。眼涩呕而鼻孔赤，烦热唇焦卧不安。此方便是青黛散，取效犹如服圣丹时珍。

根，秉水土阴寒之气，又得土气之厚，故味甘咸寒而专解热毒仲淳，败毒散血也明之。

小青《图经》，治血②痢腹痛，解蛇毒时珍，杀百药毒，取苦寒以散蕴结之热毒也石顽。

苇根《别录》

气味：甘，寒，无毒。

---

① 眚（shěng 省）：目病，眼睛生翳。

② 血：原作“虚”，据《本草纲目》第十五卷“小青”改。

主：消渴客热，止小便利，能治鼻衄①。

苇之初生曰葭，未莠曰芦，长成曰苇。苇者，伟大也。葭者，嘉美也时珍。芦，虚也，茎中虚如葱管也中立。秉土之冲气，而有水之阴气仲淳。根则取其清空之气，甘寒之味，以达清虚而益气。若雨露之溉，荡涤伏热，即是补阴清金，且兼开胃九峰生津仲淳，故为解热止渴，治噎膈之要药权。止小便利，清上焦湿热，解则肺之气化，行而小便复其常道矣讱庵。

茎，形如肺管，甘凉清肺，有节之物生于水中，能不为津液阂隔者？于津液之阂隔而生患害者，尤能使之通行润安。解气分之热结元犀，治肺痈咳嗽《金匮》、吐脓血臭痰最捷石顽。

衣，治失音景岳。

败叫子，同功宜亭。

豨莶《唐本草》

气味：苦、辛，平，无毒。

主：热䘌，金疮止痛，断血生肉，除诸恶疮，消浮肿。

楚人呼猪为豨，呼草之气味辛毒者为莶《广韵》。此气臭如猪而味莶螫，故呼猪莶时珍。感少②阳生发之气以生仲淳，臊气直凑肝脏，大能导热活血，疏滞驱风若金。主肝肾风气，四肢麻痹，骨痛膝弱恭，中风诙不语，诸疮时珍。以苦寒能除湿热，而湿热风气之在血分者，兹味有专功也若金。

旋覆花 下品

气味：咸，温，无毒。

主：结气胁下满，惊悸，除水，祛五脏间寒热，补中下气。

---

① 能治鼻衄：原在气味项末，前空一格。属功用，移至功用项末。
② 少：原作“生”，据《神农本草经疏》卷十一“豨莶”改。

旋者有斡旋中气之能生白，覆者气下为顺之象秉衡，能旋转于外而覆冒于下，使天气旋覆于地中隐庵。一名盗庚《尔雅》，谓夏开黄花，盗窃金气也时珍。凡草木之味，咸者绝少。咸皆治下，而治上者尤少，惟此味咸治上。咸能软坚，故凡凝结坚滞之疾，皆能除之灵胎。夫人身之液为气所化，首主结气，谓其能散液中结气，即其能通血脉者也若金。治痰饮在两胁胀满，取其能下气也石顽。除惊悸者，以祛心下水饮，心神自定也嵩。除水者在下，气通血脉耳弘景。五脏所生寒热，无不因郁遏而成灵胎，此轻芬之体能旋转于上，使阴中阻格之阳升而上达时乘，故寒热除也灵胎。云补中下气者，盖升降之权在于中气，气之不应升而升者谓之逆，反逆为顺谓之下，其能反逆为顺，则赖中枢之转旋，能使中枢旋转，讵非补中之力欤？观其色可知矣秉衡。梢头露滴，即生新根《群芳谱》，可见其旋相升降矣。表之曰补中下气，乃圣人体物入微处孟英。

草，名金沸，得水露之精，清肺金之热沸也隐庵。

紫菀中品

气味：苦，温，无毒。

主：咳逆上气，胸中寒热结气，去蛊毒痿躄，安五脏。

赤火刑金，紫则水火互交，转行金用子由。菀，古郁字。取其色紫、味苦者，以治肺中有火，内郁而为结气。盖用其色以行肺之用，用气以散肺之结，用其味以顺火之性，而助肺之降下。谓肺主诸气，膹郁故也不远。色紫味苦，正火为金用，治病于肺最切。走肺经血分若金，其能治咳逆上气，胸中寒热结气，取其疏利肺经血气也。去蛊毒，能散结降气，蛊毒不能留也。痿躄由肺热叶焦，此专通肺气，使热从溲便去耳石顽。安五脏者，润剂和血散结，复脉通心，心安五脏皆安也天士。

苦能达下，辛可益金，虽入至高，善于达下，使气化及于州都，小便自利佩兰，肺阴下降若金，大肠传送，大便遂通，能清肺，是以通也载之。

款冬花中品

气味：辛，温，无毒。

主：咳逆上气善喘，喉痹，诸惊痫寒热邪气。

款，至也，至冬而花也时珍。性禀纯阳，故能凌冬花艳兆张。以坚水为膏壤，吸霜雪以自濡，此水里阳生，肾之心药也子由。隆冬独秀，先春开敷，得肾之体，先肝之用佩兰。辛能散，温能行仲淳，故出肝肾之邪，先肝心之用子由，故为温肺理嗽之最佩兰。诸惊痫邪气伏匿于中者，对待治之。咳嗽上气，善喘喉痹子由，大抵咳必因寒，寒为冬气，入肺为逆，此能使肺邪从肾而出佩兰。故形寒饮冷，秋伤于湿者宜之子由。

牛膝上品

气味：苦、酸，平，无毒。

主：寒湿痿痹，四肢拘挛，膝痛不可屈伸，逐血气，伤热火烂，堕胎。

牛之力在膝，取名牛膝者隐庵，言其滋补足膝之功如牛之气力多也时珍。凡物之根多横生，而此独直下，长细而韧，酷似人筋，所以能舒筋通脉，下血降气，为诸下达之先导灵胎。味苦就下入肾，后有酸又之肝若金。肝补则筋舒仲淳，通利血脉灵胎则痿痹拘挛愈修园。下行则理膝，血行则痛止仲淳而能屈伸修园。又谓逐血气若金，乃逐血中之气子由。盖脉中之营，统于脉外之卫，故血中之气病，乃卫弱不能祛邪，而气著以为病耳。此非破血，乃化血，亦非就血而化，乃就血中之气而化若金。

又能入骨中退邪热元功，故于痿痹拘挛，腰脊膝痛若金，久疟寒热焘，五淋尿血，茎中痛，下痢肠蛊思邈，月水不通弘景，皆其的对若金。而癥结血结大明，恶血权血运大明，亦由治肝肾之阴气以及之，盖血乃真①阴之化醇也若金。苦能泻火，则汤热之伤与火伤之烂可完也修园。若肝肾虚热反引热下行而滑精汉皋，滑伤肝血，所以堕胎天士，治胞衣血块不下延之。怀②者补益功多，川产下行祛湿，在用者之运筹耳仲淳。

虎杖《别录》，或云即杜牛膝，功用仿佛也。杖言其茎，虎言其斑时珍。其性微温弘景，开通血中败浊天士。专治血蛊石顽、留血、癥结，通利月水弘景，砂石淋知可及老年精血受伤之淋丹溪，解热结也若金。

续断上品

气味：苦，温，无毒。

主：伤中，补不足，金疮痈疡折跌，续筋骨，妇人乳难。

此能接续筋骨之断折，故名续断，一名属折，皆以功命名也时珍。有肉有筋，如人筋在肉中，而色带紫黑，为肝肾之色，故能补筋骨灵胎，连肉理，贯经脉子由，利关节弘景，续其断绝修园。首主伤中，盖足三阴之脾，乃营血之母气若金，血虚则中伤天士，苦温益血，所以主之天士。补不足者，调养经脉之不足隐庵。疗金疮之血内漏，痈疡之血内③溃，甚而折跌损伤筋骨若金，总取和血通经之力石顽。血不足则乳难，血行则乳汁自多也天士。其主崩漏，腰痛，关节缓急弘景，产前后一切病，面

---

① 真：原作“直”，据《本草述》卷之九下“牛膝”改。

② 怀：原作“淮”，怀牛膝，指怀庆府所产牛膝。

③ 内：原作“外”，据《本草述》卷之九上“续断”改。

肿，虚黄，缩小便，止精泄，尿血大明，血痢叔潜，即补不足之谓也复。其性直下，故能降，以达下焦灵胎，为胎产、绝伤、金疮、腰肾之要药仲淳。

胡芦巴《嘉祐》

气味：苦，大温，无毒。

主：元脏虚冷，膀胱气。

味苦大温，从水摄火，即从火温水，能敛互水火两肾之元阳，参之归原若金。元阳不足，冷气潜伏，不得归原，疝瘕脚气者宜此时珍。以回虚冷，必明于火出水中，并水能敛火以为交互之义，乃得投剂，以救其偏若金。

淡竹叶《纲目》

气味：甘，寒，无毒。

主：祛烦热，利小便，清心。

竹叶，象形也时珍。性专淡渗下降石顽。淡味无归五脏，但入太阳，利小便，则心火因之而清士材，故能除烦热遵程，清暑毒，令从小便出退庵。

苎麻《别录》

气味：甘，寒，无毒。

主：安胎，贴热丹毒。

苎，即今绩苎麻也。麻字从广，从林，象屋①下林麻之形弘景。秉土之冲气，兼阴寒之性仲淳。味甘气寒，大能补阴而行滞血丹溪，又理胞系②之缭乱朴斋，故能凉血安胎仲淳。治蚕咬

① 屋：原作“尾”，据《本草纲目》第十五卷“苎麻”改。

② 系：原作“丝”，据《医学心悟》卷三《小便不通》改。胞系，脐带。

成毒藏器，其和血即在补阴而解热，治小便血淋，漏胎下血，天行热疾神效仲淳。

叶，散血通血仲南。

骨，利水晓澜。

败酱中品

气味：苦，平，无毒。

主：暴热火疮赤气，疥瘙疽[①]痔，马鞍热气。

气如陈败豆酱，故以为名。善除暴热火疮，皆取苦寒散毒之用。其治疽痔、马鞍热气，以其性专下泄也石顽。治肠痈仲景固结未溃，亦取排脓破血时珍而消热毒也隐庵。

酸浆中品

气味：苦，寒，无毒。

主：热烦满，定志益气，利小便。

酸浆以味名也时珍。一名灯笼草恭，俗名挂金灯石顽，以形名也时珍。苦能除湿热，轻能治上焦丹溪，清火消郁结恕轩。清肺化痰，痰热祛则志定气和石顽，故治咳热咽喉自专恕轩。黄病弘景，诸淋溺涩赤痛若金，腹内热结，大小便涩《嘉祐》，总取清湿热化痰之效石顽。生于川泽，仲夏后吐花，结子深红，秉大火之令，而成于寒水之气化，水为火用，其味得苦，畅其寒化取清热，并用其苦以燥湿，此由气分而致血分，由清热以涤湿之剂也若金。

葈[②]耳中品

气味：甘，温，有小毒。

---

① 疽：原作“疸”，据《本草纲目》第十六卷“败酱”，本药下文同。
② 葈（xǐ 喜）：苍耳。

主：风头寒痛，风湿周痹，四肢拘挛痛，恶肉死肌，膝痛。

卷耳《诗》、苍耳《尔雅》、葈耳《广雅》，皆以实得名也颂。耳者，正如妇人耳珰也，其叶形如葈麻机。主血风攻脑，头旋，大风恭。祛风湿有效石顽。

子，气味甘温，甘以和血，温以通畅，春气发而上升仲淳。外毛多刺，善通项门，连脑盖，故主风头痛，风湿周痹，拘挛死肌，除骨髓之毒时珍。达阴中之阳以静风，故主如上之证，祛风疗湿之功也仲淳。

萱草《嘉祐》

气味：甘，凉，无毒。

主：利胸膈，安五脏，令人好欢乐，无忧颂。

萱本作谖。谖，忘也时珍。《诗》云：焉得谖草？言树之背。谓忧思不能自遣，故欲树此草，以忘忧也。古吴谓之疗愁处。妊娠佩之生男，故名宜男九华。朝开暮合倕，令人好欢乐，甘平利膈，清热养心，醒酒安睡，皆花之功也孟英。

根，性下走阴分丹溪，主砂淋，下水气，酒疸藏器，大热衄血宗奭。

地丁草《纲目》

气味：苦、辛，寒，无毒。

主：一切痈疽发背，疔肿瘰疬，无名肿毒恶疮。

秉地之阴气仲淳，故可治疔肿石顽。清热孟英逐疫葛祖，消痈疗血孟英，治黄疸内热臞仙，喉痹肺痈葛祖。清火胜银花，解毒胜山慈菇兆张，故治恶疮肿毒时珍。耐饥，益气补虚，为救荒仙草。以生嚼无草气，故可同诸草木叶，咀食充饥也孟英。箭头草，形似也。独行虎，以功名也时珍。

蔓草部

石斛上品

气味：甘，平，无毒。

主：伤中，除痹下气，补五脏羸瘦，强阴益精，厚肠胃。

生于石上时珍，得水长生，是秉水石之专精而补肾。味甘色黄，不假土力，是夺中土之气化而厚肠胃。斛乃量名，主出主入隐庵，宛如胃府，运化精微，散精于肾，淫气于骨，散精①于肝，淫气于筋膜，以及从脾淫肌肉，从心淫血脉，从肺淫皮毛，何莫非水谷之源。次第敷布于神脏，次第淫溢于形脏者。设痹则中伤，致令胃失所司，不能游溢精气，遂成神脏之虚劳，形脏之羸瘦子由。味甘而实淡，得土味之全，土本无味也，无味即为淡，故其功专补胃，和平不偏灵胎。以蜀产者为胜时珍。

江南霍山产者，细小色黄而形曲不直恕轩。味甘微咸时珍，长于清胃除热讱庵，强阴益精，使胃阳合于肾阴②而归原，则补益之功为胜若金。

出六安者，生者胜于干者弘景。色青，长二三寸，折之有肉而实，嚼之腻涎黏齿，味甘灵胎清润天士，生津止渴恕轩，清养胃阴退庵。热结津干鞠通，此为最佳灵胎。

色黄光泽，形扁如金钗者，名金钗石斛宗奭。味苦性寒延庆，除湿仲淳，降气，和中，清胃恕轩。年弱质怯，可代黄连天士，以广南者佳颂。

---

① 精：原作“气”，据《本草乘雅半偈》第二帙“石斛”改。
② 肾阴：原作“阴肾”，据《本草述》卷之十三“石斛”乙正。

卷柏上品

气味：辛，平，无毒。

主：五脏邪气，女子阴中寒热痛，癥瘕血闭绝子。

此生石上，挛卷如柏叶颂。一名交时，言春分始发，时值阴离于阳，能于阳相合。故主五脏至阴之地为邪所薄，功能使阴气亟起，阳气前通，交相配匹，所谓若金阳在外阴之使也《内经》。绝子，以其辛寒能破子脏中血气也石顽。

马勃《别录》

气味：辛，平，无毒。

主：喉痹咽痛宗奭，大头瘟消肿明之。

午马月[①]，湿地腐木上宗奭，勃然而发若金。紫色虚浮，弹之尘出弘景。本于腐化之气，当五六月火土极盛时，百物化生已极，即腐化之气亦乘斯而猝发成形，第生气之腐，偶然假聚，即归于消亡，故以对待浮而在上，并偶寄而不即化之症若金。故主咳嗽、喉痹、衄血、失音诸病，亦皆清肺、散血热、解毒时珍辛散之功也仲淳。

石韦中品

气味：辛，平，无毒。

主：劳热邪气，癃闭不通，利小便水道。

柔皮曰韦时珍。此蔓延石上，生叶如皮，故名石韦弘景。得阴气最专，似于肾气有即补以为通[②]之用若金。其辛苦，微寒权，背有黄毛时珍，乃金水相生隐庵，故经主劳热邪气，指劳力

① 午马月：农历五月。

② 通：原作“补”，据《本草述》卷之十三“石韦”改。

伤精，癃闭不通之热邪而言，非虚劳之谓石顽。假石性剽悍，宣通水道，捷如影响[①]子由。

骨碎补《开宝》

气味：苦，温，无毒。

主：破血止血，补伤折。

以其主伤折，补骨碎《开元》，故赐此名藏器。得阴石之气，好生阴处，得阴气为多仲淳。能坚固骨牙，益精髓，祛骨中毒气松石。气味苦温，秉阴之阳，为由化得生之元机若金。气以行之，气以固之时泰，故能破血，即能止血。血和而血海氤氲[②]之余，乃化为精，以入于肾之合而散毒益[③]骨髓，所以专理骨病若金。治耳鸣敩，痢后下虚，两足痿软元礼，皆入肾强骨[④]之验也仲淳。

水草部

菖蒲上品

气味：辛，温，无毒。

主：风寒湿痹，咳逆上气，开心孔，补五脏，通九窍，明耳目，出音声，耳聋，痈疮，温肠胃，止小便利。轻身，不忘不迷惑，延年，益心智，高志。

菖蒲者，水草之精英，神仙之灵药《道藏经》。冬至后五十七日，菖始生。菖者，百草之先生者，于是始耕《吕览》，则菖

① 影响：影子和回声，多用于感应迅速。
② 氤氲：原作"缊细"，据《本草述钩元》卷之十三"骨碎补"乙正。
③ 益：原作"于"，据《本草述》卷之十三"骨碎补"改。
④ 骨：原作"阴"，据《神农本草经疏》卷十一"骨碎补"改。

蒲又名昌阳弘景，取此义也时珍。水土合和，抽为草木。惟此全得生阳之气，吮拔水液，盘络沙石，不假地土之力子由，且四时长青，阴气特足，感阳而盛，故曰菖阳①若金。第横行四达，辛烈芬芳，则其气盛可知，故入于人身，不为湿滞痰涎所阻灵胎。扫涤浊邪，而昌发清阳之气孟英。非至阴之贞，不发至阳之光。发至阳之光，乃益畅至阴之用。阳既昌乎阴，又即若金帅气士安以和血，所以治风寒湿痹若金，是取其辛温，开发脾气之力。治咳逆上气，是痰湿壅滞，故宜搜涤石顽。开心孔乃得生阳之气，感至阴而达于至阳之出机若金。故清解药用之，赖以祛痰秽之浊而卫宫城；滋养药用之，借以宣心思之结而通神明秉衡。补五脏者，心为君主，五脏系焉石顽。辛烈芳香，使阳气开发兆张，故走窍灵胎散结兆张，舒心气，畅心神，怡心情，益心智秉衡，心灵则智生而运其神机隐庵，故明耳目，出音声，不迷不惑，延年高志，入心而转舌，入肺以开窍仲淳。至于止心腹痛，霍乱转筋大明，伏梁好古，中恶客忤思邈，诸积鼓胀近，以其节叶坚瘦，根须连络，忍寒淡泊，不待泥土而生东坡，畅发清阳之气也孟英。下痢噤口，乃热气闭隔心胸士瀛，开胃宽中讱庵，胸膈一开，自然思食士瀛，是通利心脾之要药也仲淳。

水萍中品

气味：辛，寒，无毒。

主：暴热身痒，下水气，胜酒，长须发，止消渴。

萍，草平浮水面中立，取名于其不沉溺也《周礼注》。其背紫赤，背连于水，乃太阳之气根于水中也。盛于暑夏，乃太阳

---

① 菖阳：原作“菖蒲”，据《本草述》卷之十二“石菖蒲”改，义胜。

之气子由，但以升出为用，以基于水，遂秉水寒之化，且味专辛散，借金水之相滋，诚为逐风清热，解表出汗，下水气，止消渴之良剂若金。其性轻浮，入肺达皮肤时珍，发汗胜于麻黄丹溪，下水捷于通草，主暴热身痒者，专疏肌表风热也。下水气者石顽，生于水中，而能出水上，是其性能敌水也灵胎。胜酒者，能祛酒毒也石顽。故凡水湿之病，皆能治之。其根不著土，而上浮水面，故又能主皮毛之疾灵胎。诗云：选甚瘫风与大风，些小微风都不算。豆淋酒下服三钱①，铁幞头上也出汗《宋碑》。

蒲黄上品

气味：甘，平，无毒。

主：心腹膀胱寒热，利小便，止血，消瘀血。

蒲，水草，敷也昝殷。其黄敷布花上，若黄金经久不变，是知蒲精在黄子由。具体于水，达用于火，布化于金。足太阳寒水②，阴中有阳，生焉化焉以至于金，是为升出者机；手太阴燥金，阳中有阴，生焉化焉以归于水，是为降入者机。由升出而降入，以为凉降，是阳之气化于阴，阴之气化于阳，故有本经主治也若金。言甘平者，是兼辛味而言也，甘能和血，辛能散结仲淳。主心腹膀胱寒热，良由血结其处，营卫不和也石顽。止血消瘀血者，以破血消肿者，生用之；补血止血者，炒用之大明。生则能行，熟则能止时珍，故为喉舌诸血证之妙品孟英。并主产后血瘀，腹痛烦闷殷，坠伤仆损时珍，凉血活血，利小便者，乃血化之还及于气，气化之还及于水，所谓游溢精气，通调水道耳若金。

---

① 钱：《本草纲目》第十九卷“水萍”作“丸”。

② 寒水：原脱，据《本草述》卷之十二“蒲黄”补。

海藻中品

气味：苦、咸，寒，无毒。

主：瘿瘤结气，散颈下硬核痛，痈肿癥瘕坚气，腹中上下雷鸣，下十二水肿。

《诗》云藻："于以采藻"，藻之言澡也《诗笺》。水草之有文安国，洁净如澡浴，故名为藻。主上部瘿核，又名落首时珍。秉海中阴气以生，形如乱发，主通经络隐庵。苦能泄结，寒除结热仲淳，咸能软坚《内经》，故主治皆留饮痰气湿热，使邪气自小便出也时珍。

昆布《别录》，本名纶布，纶似纶，组似组，东海有之《尔雅》者，即昆布也时珍。昆，大也，长大如布中立。与海藻同功东垣，阴㿉膈噎，顽痰积聚讱庵，瘿坚如石者，非此不除东垣。

海带《嘉祐》，味兼甘凉，软坚散结，行水化湿，故内而痰饮、带浊、痞胀、疝瘕、水肿、奔豚、黄疸、脚气，外而瘿瘤、瘰疬、痈肿、疮瘤孟英。功同藻、昆时珍，而下水胜之禹锡。

海粉孟英，甘，平恕轩，清胆热，祛湿化顽痰，消瘿瘤，愈瘰疬孟英。

紫菜《食疗》，咸，甘丹溪，寒主热气烦塞诜，和血养心，清烦涤热，治不寐孟英，利咽喉诜，时行泻痢，析酲[1]开胃孟英，又治脚气时珍，瘿疮丹溪。

葛仙米《赵拾遗》，出葛仙洞中，故名《宦游记》。碧脆可爱，味甘性寒，清神解热，痰火能疗，利肠胃，清脏热恕轩。

苦草《纲目》

气味：苦，温，无毒石顽。

---

① 析酲：解酒，醒酒。

主：白带，好嗜干茶，面黄无力。

苦草味苦，香窜入肝，理气中之血，逐恶露石顽。治白带，嗜茶时珍。

泽泻上品

气味：甘，寒，无毒。

主：风寒湿痹，乳难，消水，养五脏，益气力，肥健，耳目聪明。

生于水中弘景，得水阴之气而能利水，一茎直上，能从下而上，同气相求，领水阴之气下走修园，如泽气之上升为云，而复下降为雨隐庵。气味甘寒，能利土中之水，水祛则土燥而气充灵胎。风寒湿痹，即化水气而化也修园。乳难者，性专利窍石顽，血运而乳通也天士。消水者，以人身有真①水，有凡水，真水能化元气，元气能化凡水，凡水不能化液以为病，是亦病于真水不能化元气，故凡行水除湿若金，必自膀胱而出灵胎。此治膀胱中浑浊之水液，肾热即水湿浑浊，泻其腑正所以安其脏也，补肾水乃滋其润泽之气。先天之癸水也，若有形之壬水，须流行不蓄，否则泛溢为灾，即不浑浊亦须导西池。泻有余之旧水忠可，则脏安而气生，肉充而肥健灵胎。盖泽者，泽其不足之水；泻者，泻其有余之火，故聪耳明目绮石②。

---

① 真：原作“正”，据《本草述》卷之十二“泽泻”改，与下文合。

② 绮石：原作“倚石”，上句出自汪绮石《理虚元鉴》卷下“治虚药讹一十八辨”，显误。

卷　四

蔓草部

何首乌《开宝》

气味：苦、涩，微温，无毒。

主：瘰疬，消痈肿，头面风疮，治五痔，止心痛，益血气，黑髭发，悦颜色，长筋骨，益精髓。

昔有老叟何氏，见藤夜交，掘而服之士材，须发即转白为乌元伟，故名何首乌士材。秉春深之气而生兆张，苦走肾，温补肝，能收敛精气，所以能养血益肝，固精益肾时珍。内调气血，外散疮痈秉衡，故名疮帚，亦曰红内消也时珍。是血中气药，主血分风热诸病，为妇科、疮科要品，并治虚疟，并滑大肠，无甚滋补之力秉衡。痘疹不敛，久疟久痢，营血不足，以敛阴立救孤阳亢逆之危，调补后天荣血之需兆张。其叶雌雄相交，夜合昼疏翱，秉阴阳分合之化机，阳为开之，阴为阖之，握其枢机。气血之结者，以开为功，而即具有阖[1]之用；气血之劣者，以阖为功，而即具有开之用若金。治风先治血临川，既合于至阴为阖，至阳为开，则风之疗也，安得不首推兹味乎若金？补阴而不滞不寒，强阳而不燥不热，秉中和之性而得天地之纯气，所以为调补久病之圣药讱庵。

鲜者，治津血枯燥及大肠风秘。以其滋水之性最速，不及

---

① 阖：原作“阁”，据《本草述》卷十一“何首乌”改，下同。

封藏即随之而下泄也石顽。

制晒，乃用以补益者时泰。赞云：神效胜道，著在仙书。雌雄相交，夜合昼疏。服之祛谷，日居月诸。返老还少，变安病躯。有缘者遇，最尔自如翱。藤遇夜则交，故名交藤讱庵。具开阖神机若金，有阴阳交合之象，故能治阳不交阴之不寐兆张及邪归于阴仲淳之夜疟也石顽。

忍冬《别录》

气味：甘，平，无毒。

主：寒热身肿。

凌冬不凋，故名忍冬。味甘茎紫，能入血分，故不止行经络耳，能周肉理，散血分热毒若金。通经络之壅，清肌表之热补德，解毒之功，胜花百倍洪绪。凡三焦之气化热毒以为血病者，或内或外，或浅或深，或上或下，皆能理之，不必专于寒热水肿、痈疽发背、疥癣梅疮诸肿毒而已也。先哲称其治风，以能透经脉耳若金。

花，名金银花，新旧相参，黄白相映，故名金银花。气甚芬芳时珍，夜合日开，有阳阴之义蕙庭。春深吐花，先白后黄若金。金花走血，银花走气士宗，是由肝达肺，由肺达脾若金。宣通经脉，调和血气士宗，有治痢藏器、治胀权、治疟士宗、治疮、散热、解毒时珍、凉血之功天士，而又能清络中风火湿热，解温疫秽浊之邪，息肝胆浮越风阳，治痉厥癫痫诸症秉衡，疹痘红紫，毒盛翁仲仁。

钩藤《别录》

气味：甘，微寒，无毒。

主：小儿寒热，十二惊痫。

其刺曲如钓[①]钩，故名时珍。秉春气以生仲淳，甘、微苦，寒。除心热，平肝风，主惊痫眩运，皆肝风相火之病时珍。泄少阳胆热天士，风静火息，则诸症自除时珍。祛肝风而不燥，久煎则无力士材。

使君子《开宝》

气味：甘，温，无毒。

主：小儿五疳，小便白浊，杀虫，疗泻痢。

俗传潘州[②]郭使君疗小儿多用此物，因号此名志。杀虫药多是苦辛，惟此甘而杀虫，亦异也时珍。凡脾失委任而致五疳，水无承制而作溺浊，胃废体用而生虫蠹及泻痢者，此躬行克尽，执扬苦欲[③]，绥柔脏腑，因以命名。与他味之辛烈威刑者不同子由，味甘气温，既能杀虫，又益脾胃时珍。花瓣五出，实介五稜，中仁甘白，得土气专而余气有金，为脾胃要药，岂独杀虫为其切治哉若金？且以调和营卫者居多矣若金。补脾胃，是由火归土之体，疗虫疳浊痢，是由土而含金之用也时珍。

通草法象

气味：甘、淡，寒，无毒明之。

主：利阴窍，五淋，除水肿癃闭明之。

通草原名通脱木，阴窍涩而不利，水肿闭而不行，用之立通，因有通草之名明之。白瓤中藏，脱木得之，故又名通脱嘉谟。色白而气寒，味淡而体轻，故入肺经，引热下降而利小便时珍，则在里之湿热皆从小便泄矣石顽。

---

① 钓：原作“钩”，据《本草纲目》第十八卷“钓藤”改，义胜。

② 潘州：古地名，今在广东茂名所辖高州市。

③ 苦欲：原脱，据《本草乘雅半偈》第十帙“使君子”补。

葛中品

气味：甘、辛，平，无毒（先煎袪沫，袪其升性，防作喘也）。

主：消渴，身大热，呕吐，诸痹，起阴气，解诸毒。谷主：下痢十岁以上。

葛从曷，谐声也时珍。引蔓缠绕之草《易注》，秉天地清阳发生之气仲淳，具藤蔓延似络令韶，则主经脉。根则甘辛粉白，故入阳明隐庵，气味俱薄，轻而上行用诚，风药也，轻扬升表天士。凡风药性皆上行，故能升举下陷之清阳秉衡，鼓舞胃气上行东垣。清阳上升，则阴气随之而起，津腾液达，渴自止矣秉衡。入阳明而止渴解肌，肌解而营卫调，津液化则汗泄而热去矣虚谷。宣通经脉之气隐庵，则诸痹自愈。甘平，所以解毒也天士。引阳生津，脾虚作渴作泄，非此不除。勿多用，恐伤胃气元素，犯劫胃汁之戒北海。

谷，清扬上达，能引胃气上升，所以主下痢十岁已上，阳陷之症也天士。

花，乃清扬之品时珍，主消酒者《别录》，顺其性而扬之，毒从毫窍变微汗而解，非性能解酒也叔承。

茜草上品

气味：苦，寒，无毒。

主：寒湿风痹，黄疸，补中。

蒐，一名茜草《山海经注》。今人谓蒐为地血，食之补血，故从鬼铉。草之盛者为蒨，牵别[1]为茹，连覆为藘，则蒨、茹藘

---

① 别：《本草纲目》第十八卷“茜草”作“引”，疑形近而误。

之名，又取此义也机。《诗》云：茹藘在阪，千亩卮、茜《史记》，即今之染绛茜草也。西方产多，故草西为茜弘景。蔓延而方茎，中空有筋，外有细刺，数寸一节，每节五叶时珍，其色紫赤，乃生血通经之草也隐庵。秉水土之气，兼少阳之气以生仲淳，故气温而味苦带咸时珍，其形紫绛，蔓延空通保昇，专于行血活血时珍，凉血仲淳止血弘景，主寒湿风痹，固以其温①而行之矣。乃亦以治黄疸者，盖血夹热则毒内瘀而发黄，以寒凉行之，不若由温而从以治之②。此义可通于若金吐血泻血权，内崩跌折弘景，产后血运，月经不止大明，脱血血枯《内经》，皆取以凉无病之血，行已伤之血仲淳。补中用以清理邪湿，则脾胃健运，寒湿风痹无所留著而黄疸自除石顽。《周礼》：庶民掌除蛊毒，以嘉草攻之。嘉草者，茜也藏器。

木通中品

气味：辛，平，无毒。

主：除脾胃寒热，通利九窍血脉关节，令人不忘，祛恶虫。

其茎如木隐庵，中有细孔，两头皆通弘景，故名通草与木通也时珍。取用在上之茎，则其性自上而下，自外而内隐庵，气平则利，味辛则通天士，主除脾胃寒热③者，以其通利湿热也石顽。次乃及于通利九窍血脉关节，原非二义若金。诸血者，皆属于心《内经》，以其味兼苦雷公，泻心火由小肠而出秉衡，即其通利小肠之本，正其通利血脉之功也若金。令人不忘者，心藏神而属火，火清多记忆也。祛恶虫者，湿热有祛路则恶虫不

① 温：原作“通”，据《本草述》卷之十一“茜草”改。

② 不若由温而从以治之：原缺，据《本草述》卷之十一“茜草”补，与上“温”字合。

③ 寒热：原作“寒湿”，据《本经逢原》卷之二“木通”改，与主治合。

生也天士。使其气化通而血化利者，即其细孔通利，理不有合于主血之心若金，通脏腑之气乎退庵？横通旁达士宗，亦能发汗天士，开未开之月经，下乳汁大明，利小便权，清伏热洪绪，消乳积退庵，皆通窍之功仲淳，总不外乎通利关节血脉之义若金。

白敛下品

气味：苦，平，无毒。

主：痈肿疽疮，散结气，止痛除热，目中赤，小儿惊痫，温疟，女子阴中肿痛，带下赤白。

白敛者，取秋金收敛之义，古时隐庵敛疮方多用之宗奭。味苦能泄，辛能散气，平除热若金。主痈肿疽疮，散结，目赤，惊痫，温疟，非取其解散热结之力欤？治阴肿带下，非取其祛湿热之力欤？世医仅知痈肿解毒之用，陋哉石顽。

威灵仙《开宝》

气味：苦，温，无毒。

主：诸风，宣通五脏，祛腹内冷滞，心膈痰水，久积癥瘕，痃癖气块，膀胱宿脓恶水，腰膝冷疼，疗折伤。

威，言其性猛也。灵仙，言其功神也时珍。生先于众草，秉风升之化而气温若金。属木，其性好走，亦可横行丹溪，内祛痰湿之冷积，外治骨膝之痛风，走达经络，遍而且速。其味辛咸，辛能走表兆张、散邪石顽、发汗西园，咸能软坚《内经》、泄水时珍、推积东垣，顿通气血之凝滞，大逐水气①之结邪若金，消水湿石顽、浮肿、腹内宿滞君巢、诸骨鲠②咽臞仙。歌云：铁脚威灵仙，砂糖和酒煎。一口吞下去，铁鞭软如棉。言其软

① 水气：《本草述》卷之十一“威灵仙”作“水脏”。
② 鲠：原作“硬”，据《本草纲目》第十八卷“威灵仙”改。

坚之功也遵程。治中风不语，手足不遂君巢，风湿痰饮时珍及肾腰脚膝积聚，肠内诸冷湿病，积年不瘥，服此立效恭。盖其宣木火之气，以达金水[①]之用，故善就下而治水脏之病。凡寒湿留滞在经，非此品不能祛也若金。

木防己中品

气味：辛，平，无毒。

主：风寒温[②]疟，热气诸痫，除邪，利大小便。

防己气味辛平，破之纹如车辐，色白纹黑，茎藤空通，秉金水相生之气化。其茎如木，主通气行水，以防己土之制[③]，故有防己之名隐庵。性猛走窜仲淳，急通络中湿郁鞠通，故一名解离。主风寒温疟，热气诸痫者，能启在下之水精而上升，通在内之经脉而达外隐庵，可以治也。除邪者，又可除己上之邪也修园。利大小便者，土得木而达木《内经》，能防土，土气疏通，则二便自利矣隐庵。味苦下行，长于除湿石顽。何以又能疗风？盖风与湿常互为病若金，或由风郁而病水，或由水郁以病风时泰，此固能治水之病乎风者，即由风而病乎水者亦可治也。治气郁成湿，湿郁化热之证若金，总取其通行经脉除湿热之功也石顽。治水治痰，取气运于上而水能就下也元犀。

萆薢中品

气味：苦，平，无毒。

主：腰脊痛强，骨节风寒湿周痹，恶疮不瘳，热气。

萆，卑下也；薢，解也。言性能治下部疾，解下部毒也，

---

① 水：原脱，据《本草述》卷之十一“威灵仙”补。

② 温：原作“湿”，据《本草纲目》第十八卷“防己”及本段下文改。

③ 制：原作“药”，据《神农本草经读》卷三“防己”改，义胜。

故名萆薢中立。风寒湿杂至，合而痹成《内经》，此根荄坚硬，有刺藤蔓，走经络隐庵，祛风湿时珍，脾湿祛而不滞孟英，则祛浊分清而痹气解天士。荄坚者入肾，故主腰脊痛强，骨节风寒湿周痹隐庵。味苦燥湿又能清心，心火退则疮疡愈而热气解矣天士。据其所主，不越外之寒湿与内之虚①冷为因，而所患多居下焦，盖此能化阴以导阳，而转其生化之枢者。如阳虚而阴必实，补阳者借其能化阴以清，导阳以达，即此化阴导阳之功。以阴化则清升若金，而便数可止子建，阳导则浊降若金，而茎痛子建可疗，使风木之化得达。木火之用能若金补肝好古，祛风，入胃除湿时珍，治囊皱漩多敩，皆取清湿热利水，坚筋骨之用石顽。

土萆薢《纲目》，一名土茯苓，功用相近也，亦名仙遗粮、冷饭团、草禹余粮，行山乏食，此可充粮也。甘淡而平，祛湿热，利小便，健脾胃，强筋骨，治筋骨拘挛，杨梅疮毒时珍。甘平属土，土居中以应四旁，其所治则肾之脾胃，肝之脾胃病也。诸毒遇土则化，具土德以化淫火之毒，是其功用之微。种子方亦以为君，毋亦清邪火而有裨真阴乎若金？多用则绝子笔峰。

马兜铃《开宝》

气味：苦，寒，无毒②。

主：肺热咳嗽，痰结喘促，血痔瘘疮。

其实如马项之铃，故得名也宗奭。体虚而轻，熟则四开，有肺之象，故能入肺。气寒味苦微辛，能清肺热时珍，苦中带

① 虚：原为“风”，据《本草述》卷之十一“萆薢”改。

② 毒：原脱，据《本草纲目》第十八卷“马兜铃”及文义补。

辛，寒中带散，肺热痰喘，声音不出，麻疹内陷，宜加用之石顽。皆取其性轻扬仲淳，入于至高之脏士材，有散结除热之功也仲淳。

根，名土青木香勋，微有香气，利大肠血气，治头风时珍、鬼疰、积聚、诸毒、热肿、疔肿、蛊毒、蛇毒勋。

天仙藤《图经》，一云即青木香藤遵程。解劳风，活血利气。治心腹痛时珍、疝气天仁、痰注、臂痛仁斋、妊娠水肿自明、产后腹痛，总取活血流气消肿之功耳遵程。

栝楼中品

气味：苦，寒，无毒。

主：消渴身热，烦满大热，补虚安中，续绝伤。

栝，栝檃[①]也；楼，敛也。言包敛其子在内如括囊也中立。栝楼即果赢二字时珍。《诗》云：果赢之实，亦施于宇。蔓生延施于宇下也朱子。又谓天瓜、黄瓜弘景，象形也时珍。栝，结而有碍也《易疏》。楼，聚也《尔雅》。故凡热淫燥气之结于胸，次与结而为痰为垢腻者，皆能利之[②]若金。栝，刷也《广韵》。根名天花粉《图经》，内有花纹中立，洁白如雪时珍，天然而成也中立。入土最深，外黄内白，味苦微甘气寒，盖得地水之精气隐庵，所谓纯阴而润下者也若金。主消渴、身热者，起阴精于脉中而能滋其燥金隐庵，或液燥涸致热结聚，或热结聚致液燥涸子由，内伤外因凡致中热而为燥者，以其生津止渴仲淳而化燥痰秉衡，能通行津液无己，大降膈上之热痰叔承，是为热、渴所宜也无己。烦满大热，失于容平，靡不以热为因，以燥为证子

① 栝檃（kuòyǐn 括隐）：校正竹木弯曲使成形的器具。

② 利之：原脱，据《本草述》卷之十一“栝楼”补。

由。育阴而退阳，阴气蕴则热退，阴气蕴而滋润则燥化若金。此引液上升，救三阳之热晋三，使气能化液，液之清者化血，浊者化小水而出若金。有安中补虚之称，以其清胃驱热之功也石顽。藤蔓之药可治筋病虚谷，能通阴络修园，生津液，濡经脉在泾，故续绝伤，治柔痉《金匮》，消肿毒，排脓，生肌长肉大明。

实，其皮黄色，内有重楼，性能从上而下隐庵。治胸痹、结胸《金匮》，盖以能开胸前之结也修园。生于蔓草，故能入络晋三，味甘不苦时珍，导心下脉络之结，热从下而降也令韶。甘凉滑润，消痰火郁结虚谷，润肺燥，利大肠时珍，舒肝郁，润肝燥，平肝逆，缓肝急秉衡，治郁遏不能分解子由。通肺中郁热类明，总因肺受火逼，失其降下之令丹溪，乃得甘合于寒，能和、能润、能降，和而且润，以缓为降，又况寒以导下，有不郁热通而气闭降乎类明？能消痈肿疮毒时珍。

子，壳色褐，仁色绿，多脂时珍，甘凉油润虚谷。润肺、消痈、滑肠讱庵，竟其润下之功若金，若非肺肠伤燥则败胃滑脾，而反滋其痰腻矣虚谷。

茎、叶，治中热伤暑弘景。

山豆根《开宝》

气味：甘，寒，无毒。

主：解诸毒，止痛，消疮肿毒，发热咳嗽，人马急黄，杀小虫。

其蔓如大豆，因以为名颂。一名解毒，得土之冲气而感冬寒之令以生，凡毒必热必辛，得清寒之气仲淳，极苦之味存中，则诸毒自解仲淳。解咽喉肿毒颂，此又以散结聚为功若金，故主下痢，蛊毒文仲，咳嗽，急黄，热厥，心腹痛，霍乱时珍，取泻心火以保肺金，消肿止痛讱庵，为解毒清热之上药仲淳。

牵牛子《别录》

气味：苦，寒，有毒。

主：下气，疗脚满水肿，除风毒，利小便。

此药始出田野，人牵牛谢药，故得名也弘景。牛属坤土《易经》，在人为脾时珍，脾土为水之堤防宝素，脾湿太过明之，防堤溃决宝素，通身浮肿明之，此能驱逐丹溪水积好古，牵掣堤防宝素，故以名也弘景。气味苦温善走丹溪，感南方热火之化所生，火能平金而泄肺，湿祛则气得周流明之，为血中开导之先驱若金。辛辣雄烈明之，故多就阴湿之气以为开。不论寒湿热，但其壅结处，即其奏功处。若寒湿之壅、之痰，上泛下闭，尤其的对。如下焦气壅而实，以致胀痛者若金，乃湿在精隧，壅胀隧络，用此能达命门，走精隧。病在二阴之间，故前阻小便，后阻大便，病根不在肠、膀，以其能走气分，通三焦，气顺则痰逐饮消，上下通快矣时珍。取腰痛，下冷脓，泻蛊毒药大明，须形症俱实，胀满便秘，方可用之仲淳。

海风藤《图经》

气味：辛、平，有小毒。

主：风疾。

清风者，蔓延木上，四时常青也。主风疾恭，故又名寻风时珍。入肝经气分石顽，治风湿流注，历节鹤膝，麻痹瘙①痒时珍，风湿痹痛，一切风疾，入酒中良颂。

覆盆子上品

气味：酸，平，无毒。

---

① 瘙：原作"搔"，据《本草纲目》第十八卷"清风藤"改，义胜。

主：安五脏，益精气，长阴令人坚，强志倍力，有子。

子如覆盆之形当之，服之可覆溺器宗奭。气味酸平，藤蔓繁衍，具春生夏长之气。覆下如盆，得秋时之金气，天气下覆，水气上升，是虽安五脏，补肾居多隐庵。男子肾精虚竭，阴痿能令坚长，女子令使有子权，皆取益肾、添精、收摄之功仲淳。

萝藦《唐本草》，谚云：祛家千里，勿食萝藦、枸杞。言其补益精气，强盛阴道弘景。一名芄①兰，其绒轻暖，《诗》曰：芄兰之支，即婆婆针线包也，亦云雀瓢机。补益虚损思邈也，取汁，敷丹毒赤肿，蛇虫蜘蛛伤，能烂丝毒，即化作脓也时珍。汉高帝用治军士金疮，故又名斫合子藏器。

菟丝子上品

气味：辛、甘，平，无毒。

主：续绝伤，补不足，益气力，肥健人。汁，祛面䵟。

菟丝蔓草，黄赤如金机。当春末夏初若金，阴阳互交之机子由，天地气交之会若金，寄生空中，丝茎缭绕颂。实于夏末，感浮长之阳，而归于收降之阴，故气平甘辛。主续绝伤者，其中脂膏，如丝不断灵胎，善于补续也。补不足者，取其最足之脂膏，以填补其不足之精血也，精血足，则气力自长，肥健自增也修园。无根而凭空行气鞠通，假气成形，故补先天之元阳宗气兆张，就少阴以升气固精天士。大都肾阳不足，固能助阳味以化阴而益气，肾阴不足，更能助阴味以化阳而益精。所谓补不足，益气力者也。且其味由辛而甘，从天之阳而降，其气率归于阴，故主治在肾居多若金。炒则芳香又润灵胎，故又补肝脏风虚好

---

① 芄（wán丸）：原作“芃”，据《本草纲目》第十八卷“萝摩”改，下同。

古，与补脾者，以归于阴又即化阳。出地之风木，既受其益。太阴脾气，借此阴中之阳，传化而转运者也若金。

苗汁，祛面䵟，亦滑泽之功灵胎。甘凉利水，治湿热，凉血散血解毒，主癃淋浊痢、疸疟恕轩。

金果榄《赵拾遗》

气味：苦，寒，无毒。

主：解毒。

蔓生土中，结实如橄榄，剖之色黄，故名。味苦气寒，能祛内外结热，遍身恶毒，消瘴疠、乳蛾喉痹口烂、目痛耳胀、热嗽吐衄、齿痛疔喉等症，有起死回生之功《柑园》。

鸡血藤膏《赵拾遗》

气味：缺。

主：生血，和血，补血，破血，壮筋骨，已酸痛。

此乃藤汁也，红如鸡血恕轩，其性捷走血分佩莲，可治血症《云南志》。走五脏，宣筋络，暖腰膝，已风瘓痹痛，胃寒痛，手足麻木。男子虚损，遗精白浊，兴阳。妇人经水不调，赤白带下，干血劳及虚冷不受胎恕轩，服之后皆有子象咸。可代蔥茹宝素。

络石上品

气味：苦，小温，无毒。

主：风热死肌痈伤，口干舌焦，痈肿不消，喉舌肿闭，水浆不下。

以其包络石旁，故名络石恭。秉少阴之令，兼得地之阴气仲淳。所主诸症，皆热毒之郁于血分者。凌冬不凋，得于阴气最厚。气味苦温，是阴中有阳，而非偏于寒者，惟其阴气厚，故治血中热毒若金。养肾，主腰髋痛弘景。惟其阴中有阳，故就热毒以达清解之用若金。包络石旁保升，其功主坚筋骨，利关节弘景，一切风症藏器，小便白浊孙氏，风热痈肿当之，有益阴凉血之功。

石血，即络石之叶尖色赤者恭，功用相同时珍，疗产后血结，大良也恭。

薜荔，即木馒头，功同亦同时珍。大略皆主风血，暖腰脚藏器，背痈恭，血淋涩痛时珍。

实，壮阳道颂，固精消肿，散毒止血，下乳，治久痢肠痔，心痛阴㿉时珍。

五味子上品

气味：酸，温，无毒。

主：益气，咳逆上气，劳伤羸瘦，补不足，强阴，益男子精。

五味具，但云酸恭，以酸味独重子由。凡酸味皆敛，此酸味之极，则敛之极，极则不止[①]于敛，而且能藏矣。藏者，冬之令，属肾灵胎，有补肾之功丹溪，收摄真气归原仲淳，归于下焦，敛肺气不使上逆灵胎，是则收肺气者，固收气之原而归肾，肾非纳气者欤，此所以首主益气咳逆上气也若金。劳伤不足者，肺之气因耗散而日虚，肾之精因不藏而日损晴初，肢体羸瘦，虚气上乘，自汗多出，此津液不能自固者也，用此强阴益精能，生津止渴东垣，纳气归原兆张。肺肾相合，子母相因时珍，收其散失之气天士。调和五脏，此其能焉能。

---

① 止：原作“致”，据《神农本草经百种录》“五味子”改。

天门冬上品

气味：苦，平，无毒。

主：诸暴风湿偏痹，强骨髓，杀三虫，祛伏尸，益气延年。

草之茂①者为虋，此草蔓茂，而功同麦门冬，故曰门冬时珍。秉寒水之气，而上通于天，故曰天隐庵。一作门冬者，以冬主闭藏，门主开转，谓其有开合之功能也鞠通。味微苦带甘弘景，要以甘多者为胜仲淳。体质多脂隐庵，清金降火，益水之上②源，下通于肾时珍。主诸暴风湿偏痹，盖热则生风，暴则属火，偏痹者湿热所致，故治风先清火，清火在养阴也石顽。强骨髓者，骨属肾属水天士。肾忌燥而喜润，肾阴虚者不能致津于肺，虚则肺中有火，肺阴不足若金。肺为清虚之脏，热则气腾石顽，肺热叶焦则生痿躄《内经》，嗜卧，足下热痛好古，咳逆喘促权，吐血大明，口疮德之。此秉水天之气隐庵，苦能坚肾，寒能祛热讱庵，益精若金，降火润燥滋阴时珍，则水阴之气上通于天，转环运行隐庵，俾虚火不烁于阴中，而阴气极于上际若金，保定肺气弘景，肺气还至于肾若金，肺金生水，故强骨髓天士，治痿躄。肺气赖以保定，所以亦主喘咳。肾阴足而心火宁，故治口疮吐衄若金。其三虫、伏尸，皆湿热所化石顽，苦以除湿寒以清热，湿热下逐天士，则无三虫、伏尸之患矣石顽。入③太阴经，营卫枯涸，宜以湿剂润之。天冬、参、味、杞子同为益气生脉之剂也好古。

百部《别录》，天门冬之类，其根多者百十连属，如部伍

---

① 茂：原作“美”，据《本草纲目》第十八卷“天门冬”改。

② 上：原作“下”，肺属金，金为水之上源。据《本草纲目》第十八卷“天门冬”及文义改。

③ 入：原脱，据《汤液本草》卷中“天门冬”补。

然，故以名之时珍。百脉一宗《金匮》，故治咳嗽《抱朴》，肺病时珍，杀虫大明。但此气味甘温弘景而温肺，故寒嗽宜之时珍。长于杀虫，治传尸骨蒸劳疳，杀蛔虫、寸白、蛲虫之要药藏器。

毒草部

大黄下品

气味：苦，寒，无毒。

主：下瘀血血闭，寒热，破癥瘕积聚，留饮宿食，荡涤肠胃，推陈致新，通利水谷，调中化食，安和五脏。

大黄，其色也弘景。将军勘定祸乱明之，荡涤邪寇①，除祛不平，将军之功也无已。行泄太迅，下瘀破积，抑阳退阴，使邪速祛而五脏安和，故一名黄良小陶。色正黄而气香，得土之正气正色灵胎。秉地之阴气独厚，得乎天之寒气亦深仲淳。而炎上作苦《洪范》，苦而走下，不有炎上者反乎？盖五行之体以克为用，其润下者正炎②上之用不远。味厚则发泄《内经》，故其性猛利，所至荡平，略无阻碍仲淳。味厚者为阴《内经》，故于血分之病，奏绩殊多仲淳。首主下瘀血血闭，固谓厥功专于血分，凡阳邪留伏于阴中，留而不去，是即血分之热结，惟此可以若金直捣其巢，倾其窟穴，散气之结于血者润安。吐血衄血《金匮》，因阳亢致血妄行，用此泻祛亢甚之火，使之平和，则血归经而自安丹溪。肠胃绞榨，其黏滑液夺，又其漏泄分利，此如推挽清水直。凡血瘀而闭，则为寒热修园。或肠胃之间，心腹之分，夏气热火之郁，神情血脉之结，瘀闭宿留，致成癥瘕

---

① 寇：原作“荡”，据《伤寒明理论》卷下“大陷胸汤”改。
② 炎：原作“苦”，据《本草乘雅半偈》第六帙“大黄”改。

积聚，变生寒热胀满者，皆心用之不行也不远。得此攻下，皆能已之修园。夫留饮宿食，在于肠胃陈垢不清，故又曰荡涤肠胃，推陈致新隐庵。色黄入肠胃之中，攻涤其灵胎实热时珍、湿热元素、结热、留结弘景之邪，而使之下降，乃驱逐停滞之良品灵胎。性寒能清邪热虚谷，调其肠胃使之下泄也小陶。味苦而能化湿虚谷，小肠火腑非苦不通也天士。通利水谷，是功在修园泻脾胃之湿热也石顽。调中化食，香能解秽开胃虚谷逐疫楚材，胃开则秽垢祛而化食隐庵，化食即所以调中也。末一句是总结上文，申其奇效，意谓五脏秉气于胃，胃得此运化之力而安和，而五脏亦得安和矣，此黄良之所以名也修园。

酒浸，引上至高之分，驱热而下。如物在高颠，必射以取之也明之。

贯众下品

气味：苦，微寒，有毒。

主：腹中邪热气，诸毒，杀三虫。

一本而众节贯之时珍，生于山涧之间，得天地清阴之气灵胎，其体中虚而清芬，百叶俱贯于根。气味苦寒而降，秉阴之厚而彻①诸阳之毒以出于外若金，除蕴热湿秽之疾灵胎，辟时行疫疠之气石顽。有毒而能解腹中邪热之毒时珍，故遇热毒则无不解若金。其色赤黑隐庵，多治血病若金，祛瘀而能生新切庵。治崩中、下血、发斑疹时珍，杀三虫，解疫痢《杏林》，有软坚时珍泄热散结之功仲淳，不但治疮治血而已时珍。

射干下品

气味：苦，平，有毒。

---

① 彻：本义同“撤”，撤除，撤去。

主：咳逆上气，喉痹咽痛，不得消息，散结气，腹中邪逆①，食饮大热。

茎梗疏长，正如射之长竿，得名由此也颂。干，犯也《说文》。邪热干犯心肺，上攻高颠，宜射而取之东垣，亦以功名也时珍。味苦微辛石顽，属金，有木与火丹溪。苦能下泄，辛能上散石顽，故其散而下也最速若金。主咳逆上气，取其散结气为功。喉痹咽痛，不得消息，以其散胸中热气弘景，降厥阴相火，火降则血散肿消，而痹解痛除矣时珍。散结气而利积痰丹溪，消瘀血权，快胸膈腹胀，破癥结大明即在其中，又何结核之不消，毒肿之不散也若金？腹中邪逆②，饮食大热，是指气结蓄血宿食在内发热而言石顽。祛胃中痈疮元素，以此苦能下泄，又消瘀血也类明。中射工毒僧垣③，解散毒郁也石顽。泻实火，故多功于上焦，不出消痰兆张、泄热、散结之功仲淳。

大戟下品

气味：苦，寒，有小毒。

主：蛊毒，十二水，腹满急痛积聚，中风皮肤疼痛，吐逆。

其根辛苦，戟④人咽喉，故名大戟时珍。秉天地阴毒之气，苦寒下走而入肾肝，辛则横行无所不到，能逐有余之水，故能以毒攻毒治蛊毒仲淳。泻毒药，散天行黄病温疟，破癥结大明，通月水，堕胎权。泄脏腑之水，惟善用者，能收奇功也时珍。

---

① 逆：原作“热”，据《本草纲目》第十七卷“射干”改。

② 邪逆：原作“大热”，据《本经逢原》卷二“射干”改，与主治同。

③ 僧垣：原作“僧坦”，姚增垣，南北朝时北周医家，据《本草纲目》第十七卷“射干”改。

④ 戟：古代兵器。此作动词，刺激。

甘遂下品

气味：苦，寒，有毒。

主：大腹疝瘕，腹满，面目浮肿，留饮宿食，破癥坚积聚，利水谷道。

土味曰甘，径直曰遂。此味苦，以泄土气而行隧道，故曰甘遂隐庵。秉天地阴寒之气以生，水属阴，各从其类，故善逐水仲淳。攻决为用宗奭，观其所主之病，咸取苦寒迅利，疏通十二经，攻坚破结石顽，直达水气所结之处元素。乃泻水之峻药石顽，中病则止可也时珍。

芫花下品

气味：辛，温，有小毒。

主：咳逆上气，喉鸣喘，咽肿短气，蛊毒鬼疰，疝瘕痈肿，杀虫鱼。

元乃水天之色隐庵，此惟逐水泄湿，能直达水饮窠囊隐僻[①]之处时珍，故字从元。其主治皆是痰水湿内壅之症石顽，此气味辛温，秉土中阳毒之气，性善下行，攻坚逐水仲淳，洁净府之劫药也若金。

附子下品

气味：辛，温，有大毒。

主：风寒咳逆邪气，温中，金疮，破癥坚积聚血瘕，寒湿痿躄，拘挛膝痛，不能行步。

此草初种为乌头，附乌头而生者为附子，如子附母也时珍。肾者，人之子宫也灵胎，有两脏，左为肾，右为命门《难经》，

---

① 僻：原作“癖”，据《本草纲目》第十七卷“芫花”改。

附乎脏，遂不以腑名灵胎。此全秉地中火土之气，而得乎天之热气仲淳，因象命名时珍。乃入命门，益相火之上剂仲淳。“气味辛温有大毒”七字，即于此可悟出大功用。温得东方木气，辛为西方金味，而物性之偏处则毒，偏而至于无可加处则大毒，因“大毒”二字，知其温为至极，辛为至极也修园。毒药攻邪《内经》，是回生妙药修园。夫攻祛邪气，而元气自复子和，是攻之即所以补之隐庵。味辛气温，火性迅发，无所不到，故为回阳救逆第一妙品。取西方秋收之气，保复元阳，则有大封大固之妙修园。乃气化之物，而复能化气，绝无一点阴翳，惟可对待有形阴寒一段真阳，真有另辟乾坤，贞下起元之意不远。云主风寒咳逆邪气，是寒邪逆在上焦灵胎，此能开腠理，逐风寒天民，补气之阳，由肺以达于肾，故阳虚肺气喘急咳逆上气者，服之即止惟祥。温中、金疮，以中寒得暖而温修园，血肉得暖而合灵胎。破癥坚积聚血瘕，乃阳气虚而寒气内①凝，阴血聚为癥瘕隐庵，得热乃行也灵胎。寒湿痿躄拘挛、膝痛不能行，血肉筋骨荣卫，因寒湿而病修园，总不出于阳虚若金、气虚者，寒也《内经》。湿即寒之化时泰，温经散寒绶，温即所以除湿，是即消阴翳而补虚散壅者也若金。即阳气不足，寒邪内生，大汗、大泻、大喘、中风、猝倒等证修园，其补真阳也。使阳之虚而上浮者，即于极上收之若金，如肾厥头痛叔微，虚阳浮越之类石山；使阳之虚而下脱者，即于极下固之若金，如暴泻脱阳之类仲景；又主阳虚而筋节缓机关弛者，即于筋节机关而强之坚之若金，如风湿、麻痹、肿满时珍。取其走皮中逐水气仲景，益火之源，以消阴翳也冰。亡阳厥逆，太阳之标阳外呈而发热，使之

① 内：原作“下”，据《本草崇原》卷下“附子”及文义改。

交于少阴而热已，少阴之神机病，能使之自下而上而脉生，周行通达而厥愈修园。又治腰脚冷弱弘景，种种功效，总本君火，而返于所始之命门，以建殊功耳若金。凡用须生姜相配，正制其毒也弘景。

熟则峻补时珍，散失之元阳天民，量其材而用之可也宗奭。

乌头，即附子之母时珍，如乌鸟之头弘景，得春生之气石顽。主诸风风痹，血痹，半身不遂，心腹冷痛，取其锐气直达病所，无他义也时珍。

侧子，体无定位，其气轻扬，发散四肢，为治风①之药时珍。

白附子《别录》，形如附子，实非附子也。主风冷中风，失音大明，风痰丹溪，慢脾惊风士瀛。以兼有甘味，不离中土以达阳，达阳以畅阴，用治风淫，借其升阳使散耳若金。

天南星下品

气味：苦，温，有大毒。

主：心痛，寒热结气，积聚伏梁，伤筋痿拘缓，利水道。

以叶取象，则名虎掌。根类取名，故曰石顽天南星志。名、色、性、气合属燥金不远，故能治风散血时珍。味苦气温，又得火化不远，故能胜湿除涎时珍，为开涤风痰之专品。主心痛，寒热结气石顽，即下气利胸膈也志；积聚伏梁，即石顽破坚积也志；主筋痿拘缓石顽，即治中风，除麻痹志也；利水道石顽，即散水堕胎也志。夫水由血不归经所化，蕴结于经而为湿热，则从风内发，津液凝聚为肿胀，为麻痹石顽，为口眼㖞斜时珍，各随身之所偏而留著不散。内为积聚，外为痈肿，上为心痛，下

① 风：原作“疯”，据《本草纲目》第十七卷“侧子”改。

为堕胎石顽，皆戾气之风滞于经络以为病者。此火为金用，而金之气益烈若金。云治风者，可平诸疾之生风不远。而破其所结之戾气，散阴结以畅阳①，阳畅则戾气平而风静矣。至于疗痰者，以风静则痰消，取其治风而遂及痰，固不必归其功于治痰耳若金。

牛胆制，治惊痫时珍。

常山下品

气味：苦，寒，无毒。

主：伤寒寒热，热发温疟鬼毒，胸中痰结吐逆。苗名蜀漆，主疟及咳逆寒热，腹中癥坚痞结②，积聚邪气，蛊毒鬼疰。

常山一名恒山，乃北岳之名时珍。盖秉西北金水之化，而气出于东南。主伤寒寒热者隐庵，其性极走天士，从西北之阴而外出于阳隐庵，使二邪不相并之谓天士。乃治疟要药，三阳轻浅之疟，不必用也，若太阴脾土虚寒，间日三疟，补剂佐此方，能从阴出阳，散邪止疟士宗。所以专主寒热温疟，痰结吐逆，以疟多由伤寒寒热或时气瘟疫而致痰水蓄聚心下也石顽。夫水在上则能吐之，在胁能破其僻而下其水士瀛，痰结消而吐逆③平矣隐庵。

蜀漆，常山苗④也弘景，苗性轻扬晋三，以入重阳之界目南，引拔其邪扬俊，故其功效其本相似也石顽。

---

① 阳：下原衍“阳”字，据《本草述》卷之十“天南星”及文义改。

② 结：原脱，据《本草纲目》第十七卷“常山”补。

③ 逆：原作“疟”，据《本草崇原》卷下“常山”改。

④ 苗：下原衍“苗”字，据文义删。

续随子《开宝》

气味：辛，温，有毒。

主：妇人血结月闭，瘀血癥瘕痃癖，除蛊毒鬼疰，心腹痛①，冷气胀满，利大小肠，下恶滞物。

叶中出叶，数数相随续而生，故名续随。冬日始长颂，故又名拒冬志。种于秋而实亦结于秋，是禀金水之专气，生而复续，续而复随，似有妙于周环。辛畅温焊②，行周不息，如环无端，生气既治，自无血结癥癖、蛊鬼、冷气胀满、瘀血、荣卫失于续随之眚矣，岂徒以下水恶物为功哉若金。

蚤休下品

气味：苦，微寒，有毒。

主：惊痫，摇头弄舌，热气在腹中。

蚤、蛇之毒，得此治之即休，故有此名时珍。金线重楼恭，因其花状也时珍。七叶一枝花嘉谟，一者水之生数也，七者火之成数也隐庵。此凡三层，一层七叶，一花七瓣时珍。气味苦寒，秉先天水火之精隐庵。详经主治，总取开结导热③，而惊痫摇头弄舌之热邪自除石顽。摇头弄舌，乃小儿先天胎毒之气得于母腹④之中，故曰：热气在腹中隐庵。学者得此义而推广之，则大人小陶癫疾、痈疮、三虫蛇毒弘景、瘰疬大明、疟疾时珍，并敷痈肿蛇毒，咸有效恭。俗谚云：七叶一枝花，深山是我家。痈疽如遇者，一似手拈拿时珍。

---

① 痛：原脱，据《本草纲目》第十七卷“续随子”补。

② 焊（xún 寻）：烤熟。温焊：此谓温热之气也。

③ 开结导热：原作“开热导结”，据《本经逢原》卷二“蚤休”改，义胜。

④ 母腹：原倒，据《本草崇原》卷下“蚤休”及文义乙正。

半夏下品

气味：辛，平，有毒。

主：伤寒寒热，心下坚，胸胀咳逆，头眩，咽喉肿痛，肠鸣，下气止汗。

五月半夏生《礼记》，盖当夏之半也。一名守田，会意也时珍。生当夏半，正阴阳交界之间元犀，夏半为一阴初生，由阳入阴以德，取之以和阴阳，阴阳和则中枢转，上下交，故主伤寒寒热元犀。心下坚，胸胀，为其体滑主降，味辛主通，性温能散也天士。咳逆头眩，非取涤痰降逆之力欤？咽喉肿痛石顽，以成于坤月，亦能通阴晋三，非取分解阴火之力欤？肠鸣下气，非取利水开痰之力欤石顽？又云止汗者，另著修园辛中带涩，故能疏又能敛也灵胎。又能止血，即止汗之义修园。治目不得瞑《内经》，能启阴气助地气以上升令韶，升已而降《内经》，由阳以化阴时珍，即以阳之极而归于阴若金，阴阳既通，其卧立至《内经》。方中有此，必用生姜者，以制其毒也弘景。

卷　五

菜果部

百合中品

气味：甘，平，无毒。

主：邪气腹胀心痛，利大小便，补中益气，补肺。

百合花叶皆四向，故能通达上下四旁林。其根以众瓣合成，故名百合时珍。味甘花白，而有百脉一宗之象，能滋肺气下润元犀，故为清补肺金之药灵胎。补正气之虚而治邪气之实，故主邪气腹胀元犀。心痛者心部之热仲淳，气不能为志所用若金，此其形象心，瓣瓣合抱，取其厚堂清金泻火元犀，定魄息惊孟英，凝合涣散之心神厚堂。利大小肠，以其野生者，蚓化有之时珍。其清热解毒，散积消瘀石顽，降逆气，从高源以导之，肺气和，而令行便利矣元犀。补中者，甘能补脾灵胎。益气者，益肺则隐庵气益矣。治百合者《金匮》，肺属上焦气分若金，百脉一宗，悉致其病《金匮》，而毛脉不能合精以行气于府也若金。其花朝开暮合，能引阳气而归阴分隐庵，以行荣卫士宗，调和心肺，用阴和阳载安。益气而兼之利气，养正而反能驱邪若金，由是百脉咸利矣厚堂。野生者良。

山丹诜，红花茎短，根似百合，味兼苦凉孟英。治崩中时珍，清痰火，治肺痈恕轩。取其消瘀血石顽，清营涤暑，润肺通肠，补力虽逊，似亦益人孟英。

瓜蒂下品

气味：苦，寒，有毒。

主：大水，身面四肢浮肿，下水杀蛊毒，咳逆上气，及食诸瓜果①，病在胸腹中，皆吐下之。

瓜字象形时珍，种瓜之家不焚漆劭②，酒漆盐麝，触之即烂也。甜瓜之味，甜于诸瓜，故独得甜称时珍。大凡实之，吮抽水液，惟瓜称最，而吮抽之枢，抵当惟蒂而已子由。其瓜极甜，其蒂极苦，合火土相生之气化隐庵。具彻下炎上之用，以见中枢之别于上下内外子由。思其治疗之功若金，诚涌泄之宣剂也子由。

子，甘寒，专于开痰利气石顽。治腹内结聚，破溃脓血，为肠胃内壅要药弘景。

冬瓜，甘，平，无毒《本经》。瓜实在须蔓间，性延蔓，末繁于本。故近本之瓜尝小，近末之瓜转大子由。经霜后，皮上白如粉涂，其子亦白志。练③白虚如霜雪时珍，有隆冬之象步青，故名白冬瓜志。秉阴土之气仲淳，故其味甘，已结实矣，待金气尽而水气盛，故气平也，得水气最多恕轩。极清暑热秉衡，养胃生津，涤秽除烦孟英，治暑湿胀满、疟痢霍乱有殊功秉衡，取其走而性急也丹溪。

瓜瓣④，依于瓤内，瓤易溃烂，子不能浥⑤，则其能于腐败之中自全生气，即善于人之气血腐败中全人生气，故治腹内诸痈而涤脓血浊痰也润安。其形象肺，入肺而清肺热目南，润肺化浊痰秉衡，能化败浊之瘀目南。肺胀喘咳，非此不疗。兼消水

---

① 瓜果：《本草纲目》第三十三卷“甜瓜”单作“果”字。

② 劭：原作“邵”，应劭，东汉学者，著有《风俗通义》。

③ 练：瓜练，即瓜瓤。

④ 瓜瓣：瓜子。

⑤ 浥（yì 邑）：浥，湿润。

肿，亦因利肺气也退庵。至于开胃醒脾，治胃虚呕吐仲淳，是土水[1]合德之微义耳若金。

皮，受霜露之侵仲淳，气寒而利冷弘景。凉能润肺，极清暑湿，解风热，消浮肿秉衡。治水胀，利小便，止渴解毒弘景，清热孟英，治暑[2]湿霍乱泻痢秉衡，取甘寒解胃中热毒也仲淳。

叶，清暑孟英，治疟痢消渴时珍。

藤，治肺热痰火内痈孟英，解菌耳毒藏器。

西瓜瓤，味甘气寒瑞。能引心包之热从小肠、膀胱下泄，以其得西方金气于三伏中，故能解太阳阳中及热病大渴石顽，有天生白虎汤之号颖。白虎，西方之金神，司秋之阴兽，虎啸谷风生，凉风酷暑消，神于解热，莫如白虎，甘寒解热，故得此名时珍。又清肺胃孟英，解暑热，除烦止渴瑞，醒酒凉营，疗孟英喉痹颖口疮丹溪。治火毒时症，虽霍乱泻利，但因暑火为病者，并可绞汁饮之孟英。

翠衣，色青入肝，微辛入肺天士，兼入心包，退热凉心退庵，凉惊涤暑孟英。治疳，取其轻扬渗利理上也天士。

子，化痰涤垢，下气清营。治肠风下血，吐血久嗽孟英。食瓜后，食之即不噫气以智。

丝瓜《纲目》，老则筋丝罗织，故有天罗瓜络之名。筋络贯串，房隔联属，故能通人经脉支络，行血脉而祛风除热，解毒消肿化痰，治诸血病时珍。能补能通，化湿除黄，息风止血，止嗽，行乳。筋膜联络，质韧子坚，具包罗维系[3]之形，故为安胎圣药孟英。

---

① 水：原作“金”，据《本草述》卷之十五“白冬瓜”改。

② 暑：原作“风”，据《重庆堂随笔》改。

③ 系：原作“擎”，据《医方絜度》卷二《保胎饮》改。

子，化痰清肺目南，通经络晋三。

叶，色青入肝，凉能消暑解毒，养胃清热，调荣逐秽息风孟英。芬芳能清上宣壅，治头胀咳呛天士，取其清热解毒耳颖。

皮，清肺络暑热鞠通，解热毒晋三。

藤中水，名天萝水，消痰火，解热毒，治肺痈肺痿恕轩。

南瓜，色黄味甘，中央脾土之精。温补脾胃，如火之生土，故名南。又能生肝气，益肝血，故保胎有效秀峰。蒂凡瓜熟蒂落，惟此瓜蒂坚牢不可脱恕轩，入保胎药中大妙。盖东方甲乙属肝，生气也，其味酸，胎必借肝血滋养，胎欲堕则腹酸，肝气离也秀峰。

甘蔗《别录》

气味：甘，平，无毒。

主：下气和中，助脾气，利大肠。

凡草皆正生嫡出，惟蔗侧种，根上庶出，故字从庶也惠卿。禀地中冲气仲淳，其味甘寒，一名天生复脉汤，能泻火热时珍。大补脾阴，强筋骨孟英，润枯燥仲淳，息风养血，充液化痰，故治瘅疟暑痢，止热嗽虚呕孟英。闷痘不发，毒盛胀满，其寒散毒之功过于蚯蚓海若。又治大便燥结，皆除热生津润燥之功仲淳。止渴解酒，自古称之时珍。诗云：太尊蔗浆析朝酲相如。又赋曰：挫斯蔗而疗渴协，蔗浆消内热惟演，又解樱桃毒。诗云：饱食不须愁内热，大宫还有蔗浆寒摩诘，可以为证。一名接肠草，有肠断者，频服可愈文起。以青皮如竹竿者胜，紫则功逊孟英。

砂糖，其浆煎成，色紫者也恭。性温不冷诜，和脾缓肝时珍，散寒活血，舒筋止痛，产后用以行瘀孟英，故熬焦治产妇瘀血冲心及虚人血痢石顽，以味不酸苦者佳孟英。

冰糖，以竹蔗煎成，坚白如冰时珍。性平孟英，润肺生津诜，解酒缓肝时珍，止渴除疟忠可，制毒孟英。

糖霜，轻白如霜，功用相同[①]时珍。调元赞化，燮理功优，最白者良孟英。

皮，祛郁热恕轩。

芡实上品

气味：甘，平，无毒。

主：湿痹，腰脊膝痛，补中，除暴疾，益精气，强志，令耳目聪明。

气味甘平，子黄仁白，生于水中隐庵，花开向日时珍，乃阳引而上，阴引而下《内经》，故字从欠隐庵。甘淡得土之正味灵胎，而能益脾利湿石顽，主湿痹，腰脊膝痛，补中，除暴疾，皆脾土之病石顽，中气足则无此疾矣灵胎。得水之精、火之神隐庵，所以不止曰益精，且曰强志也若金。开胃大明，益肾，治小便不禁，白浊带下时珍，取固精气也仲淳。精神旺，上注于耳目，故令耳目聪明天士。诗曰：止滑有仙丹，生于绿水湾。梦遗并淋浊，顷刻洗愁颜云舟。

地栗《别录》

气味：甘，寒，滑，无毒。

主：消渴痹[②]热，温中益气。

地栗，形似也。一名乌芋，如芋而色乌也。凫喜食之，故又名[③]凫茈时珍。秉土金之气，所主仲淳消渴痹热弘景，胸中实

---

① 同：原作“功”，据《本草纲目》第三十三卷“石蜜”改。

② 痹：原作“瘅”，据《本草纲目》第三十三卷“乌芋”改。

③ 名：原缺，据文意补。

热气诜，开胃下气大明，解毒颂，疗膈，消宿食机，皆取甘寒仲淳而滑、止血晴初、消散除热之功仲淳。善毁铜，可见其为消坚削积之物，故能疗膈而消宿食，误铜物机。又治酒客肺胃湿热，声音不清及腹中热积石顽，血痢下血时珍，化痰清热孟英，消痞积，故有黑三棱之名石顽，味甘无渣者良孟英。

苗，泻胃热，治五淋陶朱公。

莲实上品

气味：甘，平，涩，无毒。

主：补中养神，益气力，除百疾。

莲者，连也，花实相连也。味甘气温而性啬，秉清芬之气，得稼穑之味，乃脾之果也。脾者黄宫，所以交媾水火，会合木金者也。土为元气之母时珍，主补中者，得中土之精气也隐庵。养神者，假实中之薏子由。甘、苦、咸，倒生根，由心走肾，能使心火下通于肾，又回环上升，能使肾水上潮于心鞠通，借此养益神气，百疾自除子由。此所以交心肾也，治心肾不交，劳伤、梦遗、白浊、久痢、崩带时珍，皆取其补益心脾仲淳，健脾益肾，安神补气孟英。能交水火以益土，更即益土而行水火之升降，水火交丽①于土，诚所谓镇心固精而益气者也若金。治噤口痢子建、呕吐，皆是热邪伤其胃中清和之气，故以此镇胃气而镇虚逆，若反胃由于胃虚而气冲不纳者，胜于他品孟英。

鲜者煎之，清香不浑，镇胃生津，清心养胃之功独胜，治噤口痢孟英。治心肾之病，不宜祛心。若益脾胃，祛心亦可若金。

薏，子中青心也，犹意也，含苦在内也中立。诗云：食子

---

① 水火交丽：水火交融。丽，附着。

心无弃，苦心生意存。气味苦寒，清心祛热时珍，大降心火秉衡，敛液止汗，清热养神，止血固精孟英，即所谓安靖君相火邪也嘉谟。形复倒垂，有归根复命之义时泰。

蕊须，心肾药也仲淳。其性涩温，清心通肾，固精气，止血崩吐血时珍，心动精遗孟英，以其味涩，故为秘涩精气之要药石顽。

房，味兼苦温，功专消瘀散血止血，急则治标也时珍。

花，味苦温，镇心大明，治跌打呕血拱。

荷，为茎名士衡，茎乃负叶者也，有负荷之义时珍。其叶形象震体，其色又青，其味又苦石顽，故能升发胆中清气以达脾气孟英，达天道发育之功若金。治脾虚气陷而为便泻不运者孟英，用以大升脾气秉衡，土得木而达也孟英。

叶边，清肺络无形之暑风鞠通，升散少阳之邪宜亭，取其清芬之气也孟英。

蒂，功用房叶同孟英。祛恶血，留好血，止血利藏器。

杆，生于水土污秽之中，挺然独立，其色青，其中空东垣。其气清芬，醒胃逐秽，通气舒筋，升津止渴。霜后采者，清热止盗汗，行水愈崩淋孟英。

密，乃嫩蒻，如竹之行鞭者。节生二茎，尽处乃生藕，为花叶根实之本。显仁藏用，功成不居，可谓退藏于密矣。花叶当偶生，不偶不生，故根曰藕。或云藕善耕泥，故字从耦，耦者耕也时珍，乃水土之精也灵胎，生于卑污之中，洁白时珍而无浊气石顽。故诗云：看取莲花净，方知不染心浩然，此何等明净翊云。无节不通灵胎，通达诸窍，联绵诸络，尤为交媾黄宫，通调津液之上品。入心脾血分，冷而不泄，涩而不滞石顽，故能养脾之阴而滋其血脉灵胎。解毒藏器开胃大明，生津止渴孟英，凉血止血，消瘀仲淳散血房叔道，补血秉衡和血。能达水中之真气，畅地道生育之化若金。既能调血，又能通气秉衡，果中圣品灵胎。

节，味大涩，止骤脱之血石顽较胜者，血者神气也，节则神气之所游行出入也，非皮肉筋骨比也，即此可悟疗血之义矣若金，各取得其气之盛也子由。

蒲公英《唐本草》

气味：甘，平，无毒。

主：妇人乳痈。

蒲，敷也时珍。英，犹花也士衡。黄花丹溪开于夏至，一望灿然敷地恕轩。茎叶断之有汁保昇，味甘而微苦，是甘平而兼有微寒若金，故解食毒，散滞气，化热毒，消恶肿、结核、疔肿丹溪。解毒清热凉血之要药，入肺孟英胃而兼入肝肾若金，清火毒郁热，一名通泉草。能通淋通乳，消肿，治噎膈，毒虫伤恕轩。化痰散郁，舒筋固齿，养阴益精孟英，乌须发，壮筋骨时珍，不止以前主治尽之矣若金。

薤①中品

气味：辛、苦，温，滑，无毒。

主：金疮疮败，轻身不饥。

薤字从韭时珍，因其叶似韭而恭更光，古乐府有“薤露行”者，以其叶光滑，露亦难贮宗奭。用其在下之根，气味辛温，其性从下而上，助生阳之气上升隐庵。其味辛则通，其体滑则降天士。泄胸中气痹石顽，治胸痹仲景不舒之痛，取其滑利通阳

---

① 薤（xiè，械）：多年生草本植物，地下有鳞茎，鳞茎和嫩叶可食。

天士。治滞下仲景，泄大肠讱庵之气滞也好古。味辛苦温，是由金水之含育，归于木之达，火之成，故能若金温中散结下气弘景而调中补乏东垣。故诗云：束比青刍色，圆齐玉箸①头，衰年关膈冷，味暖并无忧甫。盖言其温补，与经文相合时珍。

叶，治肺气喘急思邈，亦取滑泄之义宗奭。

蒜《别录》，象形也时珍。辛温，消谷，理胃温中，除邪痹毒气，归脾胃，主霍乱弘景、溪沙毒恭、蛊毒、蛇虫毒日华，化肉恭，祛水藏器。以其气焄②烈，通五脏，达诸窍，祛寒湿，辟邪恶，化癥积肉食，此其功也时珍。小蒜功逊恭。

葱中品

气味：辛，平，无毒。

作汤，治伤寒寒热，中风面目浮肿，能出汗。

葱从囱③，外直中空，有囱通之象也。一名芤者，草中有孔也，故字从孔。茎白，味辛而气平，外实中空，肺之药也。肺主气，外应皮毛，其合阳明，故所主之症多属表病，皆取发散通气之功。通气，故能解毒及理血病。气者血之帅也，气通则血活矣时珍。作汤则助其上达小陶，取汗即解用和，不离乎阴，以通阴中之阳不远，所以对待伤寒中风之的剂时泰。能透阳于阴中，使太阳之气转化以行水，故水肿及小便不通亦用之。至于少阴病下利清谷④，里寒外热，厥逆脉⑤微者若金，以其由内而达外鞠通，辛温通阳气也无己。能出汗者，辛胜即是汗药天

① 箸：原作“节”，据《本草纲目》第二十六卷“薤”改。
② 焄（xūn 熏）：古同“荤”，指葱蒜类蔬菜辛臭的气味。
③ 囱：原作“恖”，据《本草纲目》第二十六卷“葱”改。
④ 谷：原作“水”，据《本草述》卷十五“葱”改。
⑤ 脉：原作“阳”，据《本草述》卷十五“葱”改。

士。虽通阴分之阳，其机轻捷，使邪遽出，无容留阻，而中气无损，妊娠亦宜不远。故如胎动下血，痛极抢心深师，外夹怫郁之症仲淳，皆可推透阳之义，以思其主治矣若金。杀一切鱼肉毒中立，若同蜜食，壅气杀人思邈。

叶，离白转大，气味更胜，故从根底直彻颠顶不远。中空，通阳最速鞠通。

须，专行经络石顽，通气诜，治小水闭不远，是透出之义也若金，化太阳之气，治水肿卵肿，诸药不退者孟英。

韭《别录》

气味：辛、微酸，温，涩，无毒。

子，主梦中泄精，溺血。

韭字，象叶出地上之形《说文》，一种而久，形在一之上。一，地也，亦合九数中立，禀春初之气仲淳，温补益阳，故有草钟乳、起阳草之名中立。辛而散血，微酸入肝时珍，最清胸中滞血示吉。主噎膈中立，胸中刺痛，祛恶水恶血诜，散滞导瘀仲淳。主胸痹腹痛，温中下气，吐唾，倒行诸血中立，为血中行气药也仲淳。

根，先春而生，其味辛，辛则上承阳之用以达阴。凡血中之污以为病者，祛之下行最捷若金，故治阴阳易病、淋浊肱。

子，则包含少火未散，故能涩精而石顽补肝及命门时珍。惟辛兼有甘，得降收之气，为肺气专精。以至于胃而即下行者，仍归气于命门，所以效下焦之用，不仅若金疗溺数、尿血中立，且能疗遗精也时珍。观思邈治遗浊九方，用此者居其半，盖治便浊者，取辛热之气能燔湿土，使蒸溽上行而不下，乃釜底加薪之法，益火之原以消阴翳也。治遗精者，取辛热之气以壮真阳，使涵乎阴精而不漏，乃益土防水之法，卫外而为固也明生。

蒝荽《嘉祐》，一作葰[1]，姜属，可以香口也《说文》。辛温香窜，内通心脾，外达四肢，能辟一切不正之气时珍。故治痧疹不出，消谷禹锡，辟鱼肉毒宁原。天时阴寒，用此最妙，以得阳气发越之时也时珍。

白芥《别录》

气味：辛，温，无毒。

主：胸膈痰冷，上气，四肢疼痛。

叶如芥而白藏器。芥者，界也安石，发汗散气，界我者也时珍。利肺豁痰，和中通窍孟英。气味辛烈，菜中之介然者[2]，食之有刚介之象，故字从介王祯[3]，秉火气而生，得金气之胜也仲淳。

子，辛能入肺，温能发散时珍。所以一切主治，大抵于凝结之患而得开发，于逆上之穷而得降折若金，搜剔内外痰结及胸膈寒痰、冷涎壅塞仲淳，并皮里膜外丹溪，阴寒痰疾洪绪，非此不能达丹溪，又有利气散痛、消肿辟恶之功时珍。

卤汁，味咸性冷，清肺火痰嗽，解咽喉肿毒，治肺痈喘胀，下痰清热定嗽恕轩。治蜈蚣毒以智。

茭《别录》

气味：甘，大寒，无毒。

主：肠胃痛热，消渴，止小便利。

其根交结，故名茭时珍。甘寒冷利，清湿热孟英。利二便，

① 葰（suī，虽）：廉姜，姜类植物。

② 者：原作“煮”，据《本草纲目》第二十六卷“芥”改。

③ 王祯：原作“王桢”，在上文“菜中之介”后，据上改并移此。王祯，元代农学家，著有《农书》。

解酒毒，止消渴藏器。功如苇根，冷利更甚颂。

莱菔《唐本草》

气味：辛，甘，凉，无毒。

主：下气，消谷和中，祛痰癖，止渴。

莱菔能制面毒，言来麰[①]之所服也佃。捣汁，其味始甘次辛，色白，化手太阴外来之燥热，而肃其下行之气，清燥火之闭郁，开痰食之停留孟英。生津液，利二便宁原，止消渴中立，解风火温燥湿热之邪，故烟毒、煤毒、酒毒秉衡、火毒时珍、失音痰闭中风、咽喉丹溪烟熏欲死延寿、噤口毒痢颖、吐血衄血瑞、豆腐积季明及饮食过度，咽之即消炳。抑利气于痰症较著，得弗以气行则痰化乎？讵知痰因液之不能化血而凝痰，则上气喘促诸证蜂起，用此味者，须识此义若金。又有病狂者，云惆怅闷怀言不尽，一丸莱菔火吾宫，此犯大麦毒也，以此能制面毒，故曰火吾宫。火，毁也。服之果愈《洞微志》。

地枯楼恕轩，老则枯根炳，多筋无肉，如枯楼然者恕轩。制面毒炳，化积滞时珍，下气较尤速也宗奭。

子，辛过于根仲淳。治痰丹溪，消食除胀，下气定喘时珍。治气臌、头风、溺闭及误服补剂孟英，有冲墙倒壁之功丹溪。

叶，微苦。凡一切喉症，时行瘟疫，斑疹疟痢，水土不服，饮食停滞痞满，痟疸胀泻，脚气痧毒诸病服之并效孟英。

姜中品

气味：辛，温，无毒。

主：胸满，咳逆上气，温中止血，出汗，逐风湿痹，肠澼

---

① 来麰（móu 谋）：古时大小麦的统称。来，小麦。麰，大麦。

下痢。生者尤良。久服去臭气，通神明。

姜能御湿《说文》，强御百邪，故谓之薑[①]安石。御湿气，如田有界以分水也，故字从田中立。干则中实，色黄而圆，土象也鞠通。凡味厚主守，气厚主散，此气味俱厚，散而能守灵胎。土性缓也鞠通，故能旋转经络脏腑之间，驱寒除湿，和血通气，所必然矣灵胎。辛者，金也若金。胸中者，肺之分也。肺寒则金失下降，气壅于胸中而满，满则气上，所以咳逆上气之症生焉，其主之者，辛散温行也。中者，土也，土虚则寒，而此得修园丙火煅炼而成，故守中阳鞠通。少火生气《内经》，气充则中自温修园，故又可挽阳气欲脱孟英。止血者，阳虚则阴必走修园，得暖则血归经也灵胎。出汗者，辛能散逐寒气，使从汗出也。逐风湿痹，治寒邪之在筋骨者，肠澼下痢，治寒邪之在肠胃者灵胎，皆取其雄烈之用，如所谓修园刚大浩然之气，塞乎天地之间者也孟子。

生者气味浑全，故又申言曰：生者尤良修园。虽猛烈而不妨服食，云祛恶气，通神明，气甚猛烈，能辟秽通阳灵胎，不使邪秽之气伤犯正气也石顽。杀鸟兽、鳞介、秽恶之毒孟英，消菱积诜，乌、附、半夏毒弘景。其宣散之力，入口即行，故其治最高，而能清膈上之邪目南。温理中脏则治元犀呕逆权，祛湿，只是温中类明开胃诜，脾胃温和健运，则湿气自去，痰饮自消类明。

泡过则辛味稍减，治肺痿以肺虚不能骤受过辛也修园。

炒黑以止唾血弘景、痢血丹溪，则因火从水化，而浮阳不僭，又以守中者，入凉血剂中，使寒不凝而血乃和，是固妙有

---

① 薑：原作“疆”，据《本草纲目》第二十六卷“生姜”改。

调剂耳若金。

皮，以皮行皮，行水治肿遵程，入肺散邪走表，治风寒之伤乎表者，尤其的对若金。

茴香《开宝》

气味：辛，温，无毒。

主：癀疝，健脾开气，温补水脏。

长至宿根再发，效纯，干剥落，至复阳回，故名茴香，用主阳消而阴剥之病子由，正所谓补命门不足也东垣。其味辛、甘、微苦，是胃气通于肾也。夫癀由寒水之收引，如巨川之水，阳气下坠，两睾肿大，谓之曰疝，大甚则为癀，在中之冷气，致阳气不舒而下坠则痛若金。此辛香入络天士，散冷回阳若金，善降浊阴之气石顽。疝之初起，皆由寒湿之郁，气化不宣而有湿，渐由湿郁不化而有热，是初起即宜用之矣。即不因外受，必由肾中阳虚，阴不得化而邪盛，至阴中之阳转郁，遂病于肝，以为疝也，安得舍此温散的剂若金？如肾虚腰痛元礼、泄泻积聚、虚劳腹痛诸症，亦借以致火于水，以益肾中元阳耳若金。

大者同功而力逊志。

薯蓣上品

气味：甘，平，无毒。

主：伤中补虚羸，除寒热邪气，补中，益气力，长肌肉，强阴。

薯蓣，一名藷薁，预与與通《正韵》。其根内白外黄普，可以充粮弘景，藏以为储，预防饥馑，今避唐代宗、宋英①宗之讳

---

① 英：原作“孝”，据《本草纲目》第二十七卷“薯蓣”改，宋英宗名“曙”。

而名山药矣时珍。气味甘平，得中土之专精，乃补脾胃之药隐庵。质多津汁而稠黏，能补肾涩精修园。肺为肾之上源，源既有滋，流岂无益履。盖此专理脾胃，上损下损，得此可以撑持念庭，故主治之功多在补益中土也隐庵。

吴茱萸中品

气味：辛，温，有小毒。

主：温中下气，止痛，除湿血痹，逐风邪，开腠理，咳逆寒热。

此以吴产为好，所以有吴之名。气烈色赤，故字从朱时珍。下气最速宗奭，则能须臾化气于乌有之乡，顷刻生阳于命门之内，故字从臾斗保。得东方震气，辛苦大热，能达木郁，又燥[①]气入肝，为能直入厥阴，招其垂绝不生之生阳东逸。首言温中下气，继以除湿血痹。夫气之不下若金，痞满塞胸，咽膈不通好古，由浊阴反居清阳之位，阴不得阳以宣化也。温中则气下，所谓温中若金，即起阳健脾大明之谓，阳起而脾健，则阴得阳以化，阳即和，阴以行，即是便可除[②]湿，而血不病于痹矣若金。厥阴相火为寒邪所激，直冲反犯胃虚谷，而呕吐涎沫，头痛胸满仲景，心腹诸冷绞痛，中恶腹痛弘景。考古诸痛[③]，都主寒客天士，故以辛温散寒。平肝气，泄胃浊，使胃浊下泄虚谷，肝浊下行鞠通，则流行和散，所以止痛也天士。逐风邪，开腠理，是辛温开发，表里宣通，而无格拒之患石顽。味极辛属金，金平木，为逐肝风之要药，但此性温，于夹寒之风为宜灵胎。味辛，

---

① 燥：原作“臊”，据《古今名医方论》卷三“吴茱萸汤”改。

② 除：原作“阴”，据《本草述》卷十九“吴茱萸”改。

③ 痛：原缺，据《临证指南医案》卷三《木乘土》补。

有小毒，得金味而入肺，气温而驱寒，大辛之味使肺令独行，则咳逆寒热俱平矣修园。色赤气烈，可辟恶气处，杀三虫权、鬼魅藏器，纯阳之性，足以辟阴邪耳灵胎。

食茱萸，性味功用仿佛石顽。治心腹冷痛诜，祛厥阴寒湿云密，杀虫，治三疟，而力逊吴者恕轩。

茶《食经》

气味：苦、甘，微寒，无毒。

主：瘘疮，利小便，祛痰热，止渴，令人少睡，有力悦志。

《本经》上品，苦，寒，无毒。主五脏邪气，厌谷胃痹①，久服安心益气，聪察少卧。

茶本作荼，或作梌，今作茶，茗也《韵会》。早采为茶，晚采为茗璞。《诗》云："谁谓荼苦，其甘如荠"是也。秉天地至清之气，不受纤芥秽浊，专受云露之气以为滋培，苦甘而凉，最能清火消痰，开郁下气石顽，涤肠胃一切垢腻仲淳，解酒食、炙煿之毒时珍，消乳酪积诚庄，凉肝胆，肃肺胃孟英，故有本文主治之功。得春升之气石山，寒能清心神而悦志孟英，甘能生津液而止渴仲淳，苦能解酒食士瀛、土菌毒仁玉。然过饮令人少寐石顽，故赋云：滋饭蔬之精素，攻肉食之膻腻，发当暑之清吟，涤通霄之昏寐况。以其气清也，消食止渴，无出其右石顽。谷雨前采名雨前，杭之龙井者佳恕轩。

松萝，产徽，专于化食石顽，泻火元功，消积油腻，正气除痰恕轩。

苦丁，产六合石顽，专于清少阳郁热天士，凉肝胆孟英，清上风热在泾。

---

① 痹：原作"痺"，据《神农本草经》卷第二"苦菜"改。

普洱，产滇南，味重力峻石顽。善吐风痰，消肉积。凡暑秽痧气，腹痛，干霍乱，痢疾，初起饮之辄愈孟英，取其质之轻清而消滞也石顽。

杏中品

气味：甘、苦，温，有小毒。

主：咳逆上气，雷鸣喉痹，下气产乳，金疮，寒心奔豚。

杏象子在木枝之形时珍。枝叶花实皆赤，肉理脉络如营，气味苦温，诚具心之体与用者。仁则包蕴全体，逗①发端倪，枢机颇锐子由。杏为心果《内经》，其治在气。夫心为火主，而气者火之灵，则由心以致其气之用者，可以思矣。肺固主气，而气者血之帅，即肺气下降入心，则由肺以致其血之用者，又可以思矣若金。第“下气”二字，足以尽其功用修园。气有余便是火丹溪，气下即火下，故乳汁可通，疮口可合修园。如治风寒逆气，似谓其能散耳若金，孰知肺气壅遏，则皮毛闭郁，不能作汗，此理肺气开发皮毛，润肺气为发汗之要药皇士。肺实而胀，则咳逆上气修园，火结于喉则为喉痹，火结痰壅声如雷鸣，温能散结，苦能下泄，所以主之。心阳虚，则寒水之邪自下，上奔冲犯心君天士，此有下气之功，伐寒水于下，即所以保心阳于上修园。治形肿《金匮》，此肺气窒塞，当降不降，六腑开合所废。小溲不利，水湿久渍，逆行犯肺，亦主咳嗽喘促。此味则苦降，轻开上焦肺痹天士，肺气化则邪湿亦化矣鞠通。杀狗毒弘景，消食积，索粉积元素，取其下气消痰，苦泄滑利之功仲淳。六畜肉毒《食经》，中恶腹胀满《金匮》，以恶毒必从皮毛口鼻而入，故此亦从皮毛高悬之处而攻之，以毒攻毒，一鼓而

① 逗：《本草乘雅半偈》第四帙“杏核仁”作“窦”。

下也士雍。

甜者，其味甘美时珍，补肺润燥，止咳下气，养胃化痰孟英。

根，治食杏仁过多，迷乱时珍。

梅中品

气味：酸，温、平，涩，无毒。

主：下气，除热烦满，安心，止肢体痛，偏枯不仁，死肌，去青黑痣，蚀恶肉。

梅者，媒也，媒合众味，故《书》云：若作和羹，尔惟盐梅。而梅亦从某也。乌者，熏黑之色也时珍。气味酸温平涩，味胜于气，以味为主修园。梅占先春天士，得东方之味修园，所谓曲直作酸是也《洪范》。酸能敛虚火，化津液，入肝养筋，入肠固脱仲淳，止呕敛汗，定喘安蛔石顽，故有《本经》主治也仲淳。

花发最早天士，秉先春之气以德，得少阳生气天士，无仰开者，避风雪耳恕轩。是又秉冬令之水精，随春生而上达修园，非收敛之酸药天士，助清阳之气上升，解先天胎毒，其气清香，开胃散郁恕轩。清头目，利肺气，祛痰壅塞滞，上热中立，安神定魄恕轩，舒肝清火孟英。诗云：蜜点梅花带露餐，脱蕊须将熬粥吃诚①斋。取其清神思而已时珍。单叶绿萼者良恕轩。

枝，治上下膈气，保产生白。

桃下品

气味：苦、甘，平，无毒。

主：瘀血血闭，癥瘕邪气，杀小虫。枭，杀百鬼精物。花，

① 诚：原作“成”。诚斋，杨万里之号。

杀疰恶鬼，令人好颜色。

桃字从兆，言其子多也时珍。又逃也，能令鬼邪逃遁也中立。得三月春和之气以生，而花最鲜明似血，其仁气味苦平。故凡血郁血结之疾，不能调和畅达者，此能入其中而和之、散之。然其生血之功少，而祛瘀之功多者，何也？盖其核本非血类，故不能有所补益。若其所主瘀瘕，皆已败之血，非生气不能流通，其生气皆在于仁。而味苦又能开泄，故逐旧而不伤其新，能治一切内痈之疾灵胎。桃为肺果《内经》，精专在仁，能司肺气，为营血之师帅子由。以血之不行不濡，即气不决不运，气如囊钥，血如波澜，故也若金。

枭，乃子之干悬如枭首磔木[1]之状，一名神桃，言其辟恶也时珍，是五木之精《典术》。能镇避不祥，所以杀鬼精物仲淳。止盗汗，已痁疟孟英。

花则色红，能杀疰恶鬼弘景，亦能消恨唐明皇。性走泄下降，利大肠，用以治气实水饮肿满积滞、大小便闭塞者有功时珍。又治滑泄数年，百治不效，此伤饮有积也从正。又如惊恐伤肝，痰夹败血，遂致发狂，则取其利痰饮、散滞血之功也时珍。

根，治黄虞世。

大枣上品

气味：甘，平，无毒。

主：心腹邪气，安中，养脾气，平胃气，助十二经，通九窍，补少气、少津液、身中不足，大惊，四肢重，和百药。

---

① 枭首磔木：斩首并悬挂于木上以示众。枭，斩首并悬头示众。磔，陈尸为磔。

枣性高，故从重朿。朿有针刺，会意也时珍。入药宜肥大甘美者，故诸果只载其名，惟枣独加大字中立。纯得土之冲[1]气，感天之微阳，故气味甘平又温仲淳，脾之果也《内经》。心腹乃太阴之地天士，邪之所凑，其气必虚《内经》。甘能补中，温能益气仲淳。建立中气则邪气自除，其色赤味甘，故能安中灵胎养脾气天士。脾气健而升，胃自平而降孟英。十二经皆受津血于脾胃，脾胃盛则十二经皆得助而充矣灵胎。九窍不和，皆属胃病，中气足，九窍通也天士。阴阳形气俱不足，宜调以甘药《内经》。此味甘多脂隐庵，开胃养心醒脾，补血滋营，充液润肺，安神孟英。补身中之不足，补少气而助无形，补津液而资有形。大惊，心主之神，气虚于内；四肢重隐庵，脾统之血，气虚于外天士。用此补脾津，心血神气自宁，肢体自健石顽。甘平解毒，故和百药天士。又能达黄宫以交离坎时珍，故有已上诸效修园。

南枣，出兰溪，摇而知之，其肉[2]离核以智。味甘酸，性温补，赤入心，酸敛肝恕轩。入补剂宜南，取甘能益津也石顽。

李《别录》

气味：苦、咸，寒，无毒。

主：止心烦逆。

李乃木之多子者，故字从木、子《尔雅翼》。窃谓木之多子者多矣，何独李称木子耶时珍？按李味酸属肝，东方之果也《内经》，则于五果属木，故得专称耳时珍。其根味苦咸，其色紫，则入厥阴血分石顽。治奔豚《金匮》，消渴石顽，脚气权，

---

① 冲：原作“中”，据《神农本草经疏》卷二十三“大枣”改。

② 肉：原缺，据《本草纲目拾遗》卷七“南枣”补。

赤白痢下大明，取苦咸降逆气也石顽。

天师栗《纲目》

气味：甘，温，无毒。

主：胃痛。

张天师修道于此所遗，形味似栗，即娑罗子时珍，乃外国之交让木①也。鸟不栖，虫不生《通雅》，故能下气宽中，平胃通经，治心胃寒痛，虫痛，性温杀虫葛祖。又治胃脘肝膈膨胀，痞积疟痢劳伤恕轩。

梨《别录》

气味：甘，寒，无毒。

主：热嗽，止渴。

梨者，利也，其性下行流利也丹溪。成于秋，花实皆白，得西方之阴气，气味甘寒仲淳。可以解烦释悁魏文帝，润肺凉心，降火解毒时珍，涤热息风，化痰已嗽，养阴濡燥，散结通肠孟英，解疮酒时珍、丹石志、烟煤秉衡、炙煿、膏粱、曲蘖诸毒孟英。一切热药为患，温热燥火及阴虚火炽津液燔涸秉衡，痰热惊狂，消渴温暑等症，并绞汁服孟英。融液如含雪孙楚，以其津润左思，故有天生甘露饮之称孟英。

皮，治胃液伤热不解天士。

葡萄上品

气味：甘，平，无毒。

主：筋骨湿痹，益气倍力强志，令人肥健，耐饥忍风寒，可作酒。

---

① 交让木：即楠木。

此古字蒲桃，可以造酒，令酺饮之，则酶然而醉，故有是名时珍。屈曲延蔓，冬卷春舒，与筋相似，故能补益筋骨。味甘而美，得土之正味，故又能滋养肌肉灵胎。肝主筋，脾主肉《内经》，此能大补肝脾之血，与枸杞同功秉衡，治筋骨湿痹甚捷恕轩。其味微咸，能摄精归宿肾藏，与五味不甚相远石顽。滋肾液，益肝阴，养胃耐饥，御风寒，强筋骨，止渴，安胎孟英，通淋权，逐水弘景，治胎上冲心《圣惠》。凡藤蔓皆属于筋，结实皆达于脏石顽，故有如上之效灵胎。北产者良，土耳番①出者，纯甘无核尤胜秉衡。可作酒，成绿色，芳香酷烈，味若醍醐《唐书》，掩露而食，甘而不饴②，脆而不酸，味长多汁，除烦解渴魏文帝。

柿《别录》

气味：甘，涩，无毒。

主：润心肺，厚脾胃。

柿为西方之木，其实秉秋金之气而成，与肺金同气相求生白，故字亦从市时珍，又得阳明燥金之主气，且其形方，他果未之有也。肺之藏象属金，胃之运气属金鞠通，故气味甘平而滋补脾胃诜，润肺孟英，涩肠止血大明，杀疳，治反胃璆，已肠风时珍。

鲜者，性寒，养肺胃之阴秉衡，解桐油毒《普济》。

蒂，乃柿之归束处，凡花皆散，子皆降。凡降先收，从生而散而收而降者，皆一蒂为之也鞠通，治气冲不纳孟英呃逆扁鹊

---

① 土耳番：即吐鲁番。

② 饴（yuàn 渊）：饱也，此有厌腻之意。《吕氏春秋》："甘而不噮。"噮，即饴。

之能事毕矣鞠通。

霜，乃其精液，甘凉孟英。清肺，生津止渴，化痰宁嗽时珍。治吐血咯血，劳嗽上消孟英，咽喉口舌时珍，所谓灵液屡进也韩文公。

木瓜《别录》

气味：酸，温，无毒。

主：脚气，转筋不止。

《诗》曰：投我以木瓜。木实如小瓜璞，味酸，得木之正味，酢而可食中立，则木瓜之名，取此义也时珍。得春生之气，秉曲直之化仲淳，味酸而气温，酸先有甘，是亦兼稼穑之化若金。能入肝宗奭以和血，更合津润之气以养筋，入中土而效风木之用，故疗筋病有专功。又能若金调营卫，助谷气数，息肝风天士，则经脉宣，荣卫调，即不病于转筋。再借此气血之先导以益脾胃，而肝肾乃还受其益若金。能健腰脚孟英，善通经络，络通则结散，结散则毒自化达可，故筋急者得之即舒，筋缓者得此即利矣讱庵。烧灰可以毒鱼《淮南子》。

山楂《唐本草》

气味：酸、甘，微温，无毒。

主：止水痢，腰痛。

楂，世作查，查同槎时珍。槎，衺[①]斫也《说文》，山木不槎《公羊》。此大能克伐脾胃丹溪，故亦作查孟英。味酸有甘，气又微温，是木为土主，以行其生化，所以能消肉积、食积时珍。紫色入血鞠通，行结气，化滞血，亦取此乎？曰此以酸甘，

① 衺（xié斜）：邪恶，不正。《广韵》：“衺，不正也。”

待熟于深秋，虽未化金味而已秉金气，故不独行结，更化滞血也，气行血活若金，又何积滞痰饮、痞满吞酸之不治乎时珍？其疗小肠疝气瑞及腰痛，下痢颂，食积黄肿，腹胀如鼓时珍，总不外气血之疏导也若金，故又发痘疹不快林一①。

频婆，端好也，即柰子时珍。甘凉轻软，别有色香，润肺悦心，生津开胃，耐饥醒酒，辟谷救荒，洵②果中仙品也孟英。

林檎《开宝》，此果味甘，能来众禽也玉父。下气消痰，止渴大明，除痢诜。

枇杷《别录》

气味：苦，平，无毒。

主：下气，卒啘不止。

枇杷实，甘、酸，平，止渴下气大明，其名以叶形如琵琶也宗奭。其叶秉金秋之青条，抱东阳之和气瞻。毛多质劲，味苦气平③，隆冬不凋，盛夏不萎，秉激浊扬清之性，抱忘炎耐冷之姿。静而能宣，凡风温、温热、暑燥之邪在肺者，皆可用以保柔金而肃治节；香而不燥，凡湿温、疫疠、秽毒之邪在胃者，皆可用以澄浊气而廓中州秉衡。又兼辛凉，能开肺气天士，清热解暑毒，此何异炎歊犹炽，而顿转商飚之凉乎若金？炒用清香不燥，不为秽浊所侵，可免天士时气沾染孟英、天气郁勃泛潮、夏秋时令之病天士。

核，其性善离，能令合者离，故肝实可疏。化一切毛羽，则知其直走厥阴，更捷利矣恕轩。能祛霉垢，又能化痰以智。

---

① 林一：当作“亦林”，下同，音近而误。《本草纲目果部·第三十卷·山楂》：“痘疹不快……危氏得效方。”

② 洵：诚然，确实。

③ 平：《重庆堂随笔》作“凉”。

橘上品

气味：辛，温，无毒。

主：胸中瘕热逆气，利水谷，久服祛臭，下气通神。

橘从矞，谐声也。又云五色为庆，二色为矞[1]。矞云外赤内黄，非烟非雾，郁郁纷纷之象。橘实外赤内黄，剖之香雾纷郁，有似矞云，又取此义耳时珍。秉东南阳气而生石顽，其皮气味苦辛，性主温散，筋膜似络脉，皮形若肌肉，宗眼如毛孔隐庵，通体皆香灵胎，乃利气通滞之药时珍。胸中者，肺之分也，肺主气，气常则顺，气变则滞，滞则一切有形血食痰涎，皆假滞气而成瘕，瘕成则肺气不降而热生焉天士。辛能散，温能和，苦能泄能燥时珍。苦辛降气，又主逆气天士。据其苦泄辛散温行，以为行滞气之剂，几于散气之药同矣。而有不然者，经于兹味，独谓能利水谷。夫后天之气，即水谷气若金，能达胃络之气，出于肌腠隐庵，导胸中滞气明之，理中调脾原，为运化之要品石顽。水谷利则水谷之气畅，以并于真气若金，故又能降气通气，不专主于散气也。芳香辛烈，自能辟秽邪而通正气灵胎，则中焦腐秽之臭气隐庵，下焦浊阴之臭气修园及食鱼蟹毒洪之臭气自去修园。又皮布细孔，宛如人肤，故力能转入为升，转升为合[2]，即转合为开。种种形证，悉从入从合，故胸中瘕热，水谷失宣，神明不通，气逆及臭气。下气者，出已而降，玉衡机转之妙用也子由。气下则痰降，而喘咳呕呃自止机。推其得效之神者，皆其下气之功也修园。

红，祛其白也，其味但辛，止行皮毛，风寒咳嗽，似乎相

---

① 矞：矞云，二色彩云，为祥瑞之照。又三色为矞。

② 合：《本草乘雅半偈》第三帙“橘柚”作“出”。

宜小陶。

青皮，未黄而青色者也，其气芳烈时珍。治肝胆之病，破坚癖元素，消乳痈，疝气时珍。破滞削坚明之，是其所长仲淳。

饼，和中开膈，温肺化痰孟英。

青盐陈皮，消痰降气，生津开郁，运脾开胃，解毒安神恕轩。

络，瓤上丝筋也嘉谟。能宣通经络滞气御乘，治脉胀，活血，驱皮里膜外积痰恕轩，故凡肝气不舒，克贼脾土之病，皆能已之灵胎。

核，治肾疰腰痛，膀胱气痛大明，乳痈孟英，小肠疝气，阴核肿痛在下之病，不独取象于核时珍。缘疝因肝病，亦因肾与膀胱之气化郁以病于肝也若金。

叶，散肝胃滞气仲淳。导胸膈逆气，消肿散毒，乳痈胁痛丹溪，乳癖孟英，脚气柳洲。疏利肝邪，则癖自不结也嘉谟。

香栾日华，取团栾①之象，其形类柑橘，但皮厚而粗时珍。其皮下气弘景，消食快膈，散愤懑之气，化痰，祛恶浊之气讱庵。

柑《开宝》，未经霜时犹酸，霜后甚甘，故名柑志。亦似橘，其皮生青熟黄时珍，辛甘而寒志，下气调中藏器，解酒大明，杀鱼腥气孟英。

金橘《纲目》，一名金柑，其皮色黄如金，下气快膈，解醒辟臭孟英，和肝调中松心。

佛手《图经》，取象也，柑橘之属也藏器。实形长，肉甚厚，而香芬大胜颂。下气除痰藏器，醒胃消食，辟恶解腥孟英，治心

① 团栾：圆貌。

下气痛时珍。赋云：植于园圃，载在《图经》。如佛垂手，此柑象形。嗅其香则维妙也，审其色则维肖也，挹其味则烦恼自息，沉酣自醒也。鼻观迎之，是先鼻受烈而能恬清而耐久。气不资于烟火，非旃非檀，根原托于泥沙，亦莲亦藕，橘柚之种，性同类别。是能涤秽腥，开郁结，解中满，祛湿热。妇人以气为食，借作消除。凡夫有病皆烦，妙同疏决，浃于牙齿，玉杯浮法，乳之甘沁入心脾，药鼎煮灵泉之洁顾元熙。

枸橘《图经》，其皮入厥阴，功同青皮时珍。

石榴《别录》

气味：甘、酸，温，涩，无毒。

主：止下痢，漏精。

榴者，留也丹溪。丹花丹实，其味酸甘，其气①温涩，具木火之象，酸者则收敛时珍，收留陈久者佳②宗奭。故入断，下崩中时珍，能止下痢，漏精，崩中下血之久者石顽。

根，杀寸白虫思邈。

银杏《日用》

气味：甘、苦，涩，温，有小毒。

主：温肺益气，降痰消毒，杀虫。

其名形似小杏而核色白也，故一名白果。其味甘苦温涩，色白属金，故能入肺，益肺定喘嗽，缩小便时珍，止带浊、肠风，治虚呃孟英。经霜乃熟，秉收降之气，故气血之凝滞而为痰为浊者，以是摧之陷之若金。其花夜开，是阴毒之物，故又能杀虫消毒时珍，败浊涤垢石顽，食多作胀，以壳煎服立解

---

① 气：原作“皮”，据《本草纲目》第三十卷“安石榴”改。
② 陈久者佳：原缺，据《本草纲目》第十三卷“安石榴”补。

孟英。

胡桃《开宝》

气味：甘，温，无毒。

主：补气养血，润燥化痰，益命门，治腰脚重痛，喘嗽时珍。

此果本出羌胡颂，外有青皮肉包之，其形如桃，胡桃乃其核也。外皮水汁皆青黑，仁状类命门，能入北方，通命门，益气养血。夫命门气与肾通，藏精血而恶燥时珍。此秉火土之气，甘温而润，有益血脉，补命门仲淳，固精润燥，命门既通则三焦利，故上通于肺时珍，消膈内痰饮晋三，而虚痰劳喘宜之，下通于肾，而腰脚虚痛宜之时珍。健腰脚，暖水脏，润肺益肾孟英，则阳中之阴先降，而阳即随之以下归若金。盖其为命门之药时珍，收肺金耗散之气，纳之于肾晋三，即摄纳下焦之虚阳也孟英。食梅齿齼①，食此解之大明。又化铜钱楼。

壳，治下血崩中时珍，呃忒恕轩。

隔，治噎膈西园，通命门之火晋三。

龙眼中品

气味：甘，平，无毒。

主：安志弘景。

龙眼，象形也时珍。味甘归脾，能益人智，故一名益智志。纯甘而温，大补血液，心得血而补也仲淳。凡遇心液衰少，夜卧不宁，以此大补心脾，信有补心绮石气、益脾阴、滋营充液、定志孟英安神之效绮石。秉稼穑之化，故其味甘入脾仲淳，能引

---

① 齼（chǔ，楚）：牙齿酸痛。宋曾几《曾宏甫分饷洞庭柑》：“莫向君家樊素口，瓠犀微齼远山颦。”

血归脾，而生补之讱庵。由统血者以益其主血之脏，是其功也若金。

荔枝《开宝》，荔通离，离支相如，俗作荔枝。若离本枝，一日色变，三日味变居易，则离支之名，取此义也时珍。性禀畏寒，偏生暖地，且丹实成熟于夏，离火之象，气味甘酸，色力咸胜，体阴用阳，能宣风木，辅君火子由，益血助荣仲淳，通神益智诜，填精充液孟英。阳虚不能化阴，而津液不生者宜之若金。

核，治心痛，小肠气痛宗奭。入厥阴，行散滞气，其治㿗疝卵肿，有述类象形之义时珍。

壳，治痘出无浆，能理血透发分标，一切疹瘖不能透达，痘出模糊一片者，非此不能解表成浆圣俞。血崩能止《同寿》。解荔枝肉热《相感》，即食物不消，还以本物消之之义时珍。

橄榄《开宝》

气味：酸、甘，平，无毒。

主：消酒毒，解鱼毒。

其味苦涩，久之方回甘味。王元之作诗，比之忠言逆耳，乱乃思之，故名谏果祯。此果虽熟，其色亦青，故呼青果圣俞。橄榄，敢于览事也时珍。色青而味酸微甘，则清肝胆内寄之火风，而靖其上腾之焰，蠲痰充液孟英。甘能解毒仲淳，开胃大明，生津，治咽喉痛时珍，下气止泻大明，除烦解渴时珍。其木鱼触即浮时珍，能解鱼毒可知石顽。

核，治诸鱼骨鲠张九，膈气宜亭。

仁，润肺，解毒，杀虫，稀痘孟英。

榧实中品

气味：甘，温，有毒。

主：腹中邪气，去三虫，蛇螫蛊毒，鬼疰伏尸。

木纹有斐然章采，故谓之榧时珍。甘温散气，故能杀虫石顽，腹胁大小虫、小儿黄瘦有虫积者宜之原。诗曰：驱除三彭虫，已我心腹疾东坡。观经主治可知矣石顽。同甘蔗食之，其渣自软，反绿豆《相感志》。

槟榔《别录》

气味：苦、辛，温，涩，无毒。

主：消谷逐水，除痰癖①，杀三虫，伏尸，寸白。

宾与郎皆贵客之称时珍，言交广②人凡贵胜族客，必先呈此舍，名义盖取于此。能御瘴疠，故一名洗瘴丹时珍。内空外劲益期，入口便涩，苦不敌辛，是全乎金，而禀降令厚者也若金。子之坚者，由中走下，直达肛门鞠通，坠至高之气至于极下元素，如奔豚之逆行，脚气之冲心珣。利水谷道，破胸中气恭，宣利五脏六腑壅滞，下水肿，心痛积聚权，宿食不消珣，泻痢后重，痰气喘急时珍，以其能下气也。治诸疟，以其石顽直达邪巢，使邪气速溃，速离膜原又可，以散瘴疠之邪也石顽。又能杀虫，诗曰：忆昔南游日，初尝面发红。药囊知有用，茗盌讵能同？蠲疾收殊效，修真录异功。三彭如不避，糜烂七非中晦庵。亦言其治疾杀虫之功也时珍。

大腹子《开宝》，以形名，所以别鸡心槟榔也时珍。偏入气分，泄有形之积滞，体丰湿盛者宜之石顽。

其皮外面黑色，内皆筋丝刘恂③。其性轻浮，散无形之滞气

---

① 癖：原作"僻"，据《本草纲目》第三十一卷"槟榔"改。

② 交广：指交趾、两广。

③ 恂：原作"珣"，据《本草纲目》第三十一卷"大腹子"改。刘恂，唐人，曾任广州司马，著有《岭表录异》三卷。

石顽，降逆气，消皮肤中水气时珍，故痞满腹胀石顽、水气浮肿、脚气壅逆时珍、瘴疟痞满者宜之中立。三味皆可通用，但力比槟榔稍劣耳时珍。

鸡距子《唐本草》

气味：甘，平，无毒。

主：除烦止渴，小腹拘急。

鸡距，象形也。木能败酒机，其味甘平，故能止渴除烦，专解酒毒时珍。如酒沾交数，入酒中，则酒化为水诜。交加枝，即此也时珍。

椒中品

气味：辛，温，有毒。

主：邪气咳逆，温中，逐骨节皮肤死肌，寒热痹痛，下气。

《诗》曰：椒聊之实，繁衍盈升。言其有下达之能丹溪，引肾气归经叔微。壮阳大明，通神，利五脏，通三焦，暖腰膝，缩精便诜之功也。《诗》云：有椒其馨。言其气馨香，其性下行，其味辛而麻，其气温而热时珍。散心腹留饮宿食，风邪瘕结水肿，鬼疰蛊毒，杀虫鱼毒弘景，温脾胃，杀蛔虫，解郁结，止泻痢时珍。能使火气下达命门，故谓之下气。其主邪气咳逆等证石顽，以其性纯阳下达，镇邪之逆礼丰。又能开痹①湿，温中气，助心包命门之火石顽。降逆上之气，复下焦之阳心典。入肺散寒，入脾除湿时珍。入右肾补火，故主疗如上诸症若金。其能通三焦，引正气，下恶气可知石顽。摄上逆之气下降元犀，凡蛔在膈间，呕吐不纳药须用元礼。盖蛔见此，则头伏也，下气二

---

① 痹：原作“瘴”，据《本经逢原》卷之三“蜀椒”改。

字，足以尽之修园。

目，下达治水腹胀满，利小便恭，十二水气及肾虚耳鸣聋，膀胱急权，止气喘丹溪。能行渗道，不行谷道，所以能下水燥湿定喘若金。中椒毒者，凉水麻仁解之。

胡椒《唐本草》，因其辛辣似椒，实非椒也时珍。下气温中祛痰，除风冷恭。宿食不消，霍乱，心腹卒痛珣。杀一切鱼、肉、鳖、蕈毒大明。祛胃寒吐水，大肠寒滑宗奭，总取辛热以开之也时珍。

卷　六

苞木部

竹中品

气味：苦，平，无毒。

主：咳逆上气，疗筋急，恶疡，杀小虫。

竹，艸也，而冬不死中立，故字从倒艸时珍。植物之中，有名曰竹。不刚不柔，非草非木凯之。含虚中以象道，体圆质以仪天江逌。《易》曰：震为苍筤竹。巽为竹，其根鞭喜行东南《尔雅翼》。其秉木火之气子由，信矣。然既傲霜凌雪，亦能忘炎敌暑，四时不改其操，性极和平，号为君子。且植物之本，无不由小而渐大，惟此出土之后，虽干青云而直上，能不改其本体之恒，故节字从竹，表其无毫发之放溢也秉衡。

叶，秉阴气以生仲淳，四季常青，得厥阴风木之气隐庵。取象于表，味苦平寒，上清心肺之烦热若金，内息肝胆之风，外清温暑之热，故有安神止痉之功秉衡，即疗筋急之谓。主咳逆上气，取其清肺胃风热石顽、心脏之火隐庵。兼行肌表，故能疗疡疮杀虫石顽。赞曰：禀有风霜，叶有典刑李日华。见其清和之差甚耳若金。

卷心，心锐而中空，能通窍清火鞠通。

筎，刮[1]取其皮也类篇。最韧而紧秉衡，物之坚强，莫如竹

① 刮：原作“括”，据《类篇》改。

皮。《礼》云：如竹箭之有筠是也。皮肉之紧贴，亦莫如竹，故竹虽篵[1]而皮肉不相离孟英。其味甘平弘景，能固气液之脱而清虚火。色青入肝，主养血而息内风孟英。清五志之火，祛秽浊之邪秉衡，降肝胆之风热修园，开胃土之郁，清肺金之燥[2]讱庵。祛薄青，取黄皮，取象于近表之里若金，乃竹之脉络而通人之脉络隐庵。清胃脘之阳，为胃热若金呕吐弘景、呃逆仲景之要药。善清风热且消热痰目南。调气养荣，可塞血窦，实为血症安胎之主药，观塞舟不漏可知矣孟英。至治伤寒女劳复者肱，能解虚热若金，走精隧孟英，故女劳[3]复有热者宜之若金。

沥，其津液也仲淳。取象于荣气血液若金，故能补血液，养经络丹溪。柔润以息风，轻清以活络心典。除亢阳之伤阴，和荣气以复脉，利经络以若金顺肠皇士。详《本经[4]》疗筋急，专其润以濡之石顽。而祛行经络之痰丹溪，在所后也心典。乃阴虚有火热者之神品叔承，其治胸中大热弘景，久渴心烦敩，一切忧思郁结秉衡，中风失音不语丹溪，莫不由阴虚火旺，煎熬津液为痰若金，筋脉失养，机关失运，风火内旋平伯为患。此柔润之性石顽，清金润燥惺庵，遍走经络，搜剔一切结痰，兼之甘寒益阴而除热，结开热祛，则血液通利，经络流转，诸症自除矣若金。

衣，治劳瘵痰嗽，声哑不出景岳。

笱，旬内为笱，旬外为竹，故字从旬佃。甘凉舒郁，降浊升清孟英。解小儿痘疹不出，有发生之义颖。竹类甚多，其名

---

① 篵（cōng，聪）：原作“簇”，据《沈氏女科辑要》卷上《养胎》改。篵，竹有病不堪用者。

② 燥：原作“热”，据《本草备要》卷之三“竹茹”改。

③ 劳：原脱，据《本草述》卷之二十六“竹”补。

④ 本经：原缺，据《本经逢原》卷三“竹沥”补。

不一，但验其节起双线者，皆可入药，壮嫩者良秉衡。

黄，乃津气结成时珍，清热镇心志，豁痰利窍仲淳，治中风不语大明，乃热极生风之象，取其甘寒凉血息风之功也仲淳。赞云：此竹极大，又名天竹。其内有黄，可以疗疾吴僧。

寓木部

雷丸下品

气味：苦，寒，有小毒。

主：杀三虫，逐毒气胃中热，利丈夫，不利女子。

乃霹雳精气所化，竹之余气所结。生土中，无苗叶，乃杀虫逐邪，犹雷之有丸也时珍。气味苦寒，苦以杀虫除湿，寒能清热消积仲淳。秉东方震动之气，故杀阴寒之三虫，而逐邪鬼之毒气隐庵。本清阴之气味若金，故清胃中热隐庵，而又能疏利，以行气血之热若金。利丈夫，不利女子，乃疏利男子元气，不利女子脏气也志。

猪苓中品

气味：甘，平，无毒。

主：痎疟，解毒蛊疰不祥，利水道。

形如猪屎，故以名之弘景，其块零落而下时珍。猪，水畜《内经》。苓，令也。使治节令行，则水可从令而下心兰。是木、枫之余气所结时珍。新出土时，其味带甘，苓主淡渗，故曰甘平。痎疟隐庵必由暑，暑必兼湿遵程，邪留膜原为疟，久则为痎疟，即似疟非疟，皆在此例修园。而膜原为交界之处虚谷，但得通利水道修园，分隔阴阳，使阳不复陷阴中肯堂，水行气化，则营卫和而邪解修园。得土之精气而解毒，遇雷雨则暗长，秉雷精则解蛊疰不祥也隐庵。小便不利，咳呕而渴仲景，肿胀腹满权，淋浊泻利，总于利水道中，布达太阳之气修园。治鼓荡之水不从阴化者，又使起阴气以和阳化水，譬之枫叶已丹，遂能即落也润安。

茯苓上品

气味：甘，平，无毒。

主：胸胁逆气，忧恚惊邪①恐悸，心下结痛，寒热烦满咳逆，口焦舌干，利小便，安魂养神。

松之余气丹溪，藏伏地中西池，借土气而结成隐庵。苓，令也，号令之令也。通行津液无已，有土位中央而枢机旋转之功隐庵，专为号令者，苓之功也无已。其味极淡灵胎，然淡本于甘，则阴阳相含之真气已入土中，而神其清浊之升降若金。凡人邪气郁结，津液不行则为饮，饮乃水之所停灵胎。逆于肺肝之分，故胸胁逆气天士。心下为水邪所停，则悸而结痛修园。留结于经为寒热灵胎，水气不化则烦满，上凌于肺则咳逆修园。胸有饮，则津液不升而口干舌焦，皆脾虚不能化水，痰饮留结之疾。此极清淡，属土，土胜水，能疏之、涤之，令从膀胱以出，病自去也 。一曰伏灵《史记》，得松之神灵之气，伏结而成时珍，故善安心神权，即主忧恚惊邪之谓若金。惊伤心，恐伤肾。推之，凡有伤于心者，皆可作惊观也；有伤于肾者，皆可作恐观也。盖以心肾之气，本自交通，然肾处于下，与肝相通，肝肾之气，并善上逆修园，如奔豚《金匮》、肾积好古、呕逆、善忘弘景，皆心肾不交，肝木不宣之症天士。惟此感太和之气斗保，降阴中之火西池，克伐肾邪弘景，其功皆在于利小便一语，

① 邪：原作“俙”，据《本草纲目》第三十七卷“茯苓”改，与下合。

小便一利，则水行而气修园自治，譬之导流归海而横逆自平礼丰，诸症俱愈矣修园。神潜伏于根，能归伏心神令韶，故曰伏神。似于补心养胃较切，而安神为最，以心主脉，脉舍神也若金。

皮，治水肿肤胀，开水道腠理，治湿热时珍，以诸皮皆凉天士，以皮行皮也鞠通。

赤，同功遵程。

琥珀《别录》

气味：甘，平，无毒。

主：安五脏，定魂魄，杀精魅邪鬼，消瘀血，通五淋。

虎死则精魄入地化为石，此物状似之，故谓之虎珀。俗①文从玉，以其类玉也时珍。木脂入地千年皆化，但不及松、枫多脂而多经年岁耳保昇。其入血分治营者，由阳能化营，化营还以达阳，则功能安五脏、定魂魄矣。其或真阳虚而血不化，还结乎气以为若金心痛大明，或血不化而痰聚心窍以为若金癫邪大明，此味皆其对治。夫心主血，而小肠行君火之化，为血为水，其原非二。此既能致阳之精以化血若金，则其利小肠元素一以贯之，至瘀血之化，本非以破泄为功若金，以燥脾土有功，脾能运化，肺气下降，故小便可通丹溪。疗瘀血至验弘景。

桑寄生上品

气味：苦，平，无毒。

主：腰痛，小儿背强，痈肿，充肌肤，坚齿发，长须眉，安胎。

---

① 俗：原作“从”，据《本草纲目》第三十七卷“琥珀”改。

感桑气而寄生，不假土力，夺天地造化之神功，而气味苦平，故能滋养于血脉空虚之地隐庵。取治腰痛背强等病，血脉通调而肌眉齿发皆受其荫，即有痈肿，亦得消散矣。古圣触物取象，其寓形与子受母气无异，故为安胎之圣药石顽。

历日《纲目》，《礼记》：十二月天子颁朔①于诸侯。主治邪疟时珍。

诸纸，其性甘平。烧灰，止吐血衄血《普济》，皮肤血溅瓔，血痢《圣惠》，月经不绝，血运禹锡，敷破伤出血时珍。

字纸灰，启聪明，益人智。昔有富家子，顽钝不能读书，服此竟能发甲②晓澜。

香木部

柏实上品

气味：甘，平，无毒。

主：惊悸益气，除风湿，安五脏。

万木皆向阳，而柏独西指，阴木而有贞德，故字从白。白，西方色也子才。一种叶偏侧生，故曰侧柏佃。实，仁黄臭香隐庵，花于春，实于秋。木金合和，未尝尽从金化。金木媾也，则气化而血生。凡益心血，无如此者若金。甘辛性平，其气清香，能通心肾，益脾胃③石顽，清心经游火灵胎，主惊悸，宁神益智，安魄定魂时珍。使肝合于肺，肺合乎心，以化血化气化精，从后天以培先天，纾心血以归血海。故宜补阳之虚者，为

---

① 颁朔：古代帝王于每年岁末把来年的历日布告天下诸侯，谓之“颁朔”。

② 发甲：指科考中式。

③ 胃：原作“血”，据《本经逢原》卷三“柏子仁”改。

育阴之始；补阴之虚者，为化阳之资，使五脏安也若金。气香脂润，得西方清气，益金润肝而养心修园。气足血益，血行风息。盖西方得令，能燥湿平肝灵胎，治内风也若金。虽多油而质燥，无伤中泥痰之患，故云除风湿①也石顽。

壳，解砒毒恕轩。

侧柏叶，生而西向，秉兑金之气讱庵。苦辛，性涩权，能制风木讱庵，吐衄下血弘景，血分湿热讱庵。盖升降有穷，皆由阴阳不能相合，阴降而阳亦随之，所谓金之降者不穷，即木之升者亦不穷矣。治逆顺之血，其功与苦寒降折迥殊，以阳合阴而化，阴由化而生，则阴自降，阳自随若金，以气为血帅也仲淳。

节，坚劲，袪风痹，历节时珍。

松脂上品

气味：苦、甘，温，无毒。

主：痈疽恶疮，头疡白秃，疥瘙风气，安五脏，除热。

松为百木之长《史记》。松犹公也，故字从公安石。秉真阳之气，其脂味苦甘温时珍，故其主治皆取其性燥除湿、散风、杀虫、除热之功也仲淳。

节，质坚气劲，久埋不腐时珍。能燥血中之湿若金，且能横行手臂兆张，故治百邪久风，风虚脚②痹痛弘景，筋骨间风湿诸病石顽。

叶，有二鬣③、三鬣、五鬣之异颂。凌冬不凋时珍，故治血

---

① 湿：下原衍“除去”，与前“除”字意重，据删同上。

② 脚：此后原衍“气”，据《本草纲目》卷三十四“松”改。

③ 鬣（liè 猎）：马等动物颈部长毛，此指植物形如马鬃的花、叶、穗芒等部分。

中之风，腰脚风痛不能践地及历节痛风德轩，恶疾弘景，大风，取针之义也时珍。

皮，名赤龙皮，治肠风下血士瀛，三十年痢《圣惠》，百邪久风弘景。

花粉，乃花上黄粉时珍，气温味甘，得地中正之土味。味甘和脾益胃，行其津液天士，故治泻痢孟英，止血时珍。气温入肝天士，所以养血息风孟英，治头旋《鸡峰》，益气也时珍。

子仁，甘温而香，润心肺，开胃讱庵，益气时珍补血，息风孟英，养液润燥珣，通肠宗奭辟浊孟英，下气，补不足，润皮肤，肥五脏弘景，治燥结咳嗽燕。果中仙品，最益老人孟英。

杉《别录》

气味：辛，温，无毒。

主：漆疮，脚气。

杉干端直，故曰木宗奭，一作椴[1]《说文》。叶细易长，其质最坚，新枝插土即活陶朱公，埋之不腐颂。其气芬芳石顽，其性走窜纶，甚耐水湿璞，属金与火丹溪，行气洵美[2]燥湿若金。治脚气洵美肿满，风毒奔豚，霍乱上气大明，漆疮，总取辛温开发讱庵，木能疏土也养葵。其节坚劲更妙丹溪。

龙脑香，云是老杉脂，以色白如冰，作梅花片者良，故一名梅花冰片遵程。龙脑者，贵重之称时珍。脑为髓海《经文》，香气馥烈恭，若邪在外而误用之，引入骨髓，如油入面，莫能出也明之。故其性走窜，无往不达纶，通利关膈热塞宗奭，为群

---

① 椴（shān 杉）：古同“杉”。

② 洵美：原作“询美”，据《本草纲目》第三十四卷“杉”改，与本书引用姓氏汇考合。

香之冠，芳香之气能辟邪恶。辛温主散，引火外出仲淳，能开热痹天士，毕达生机，无内无外，凡壅者闭者，而无不发之。乃从治对治之法若金，非常服之药，独行则势弱，佐使则有功宗奭。

牡桂上品

气味：辛，温，无毒。

主：上气咳逆结气，喉痹吐吸，利关节，补中益气。

桂犹圭也，宣导百药①之先聘通使，如执圭之使也佃。一名梫②《尔雅》，桂枝之下无杂木《吕览》，以桂钉根，其木即死敩，能侵害他木也佃。凌冬不凋，其色紫赤，气味辛温隐庵。牡，阳也。牡桂③，即桂枝也。具④生发之机修园，性温，上行而散表，透达腠理营卫，解肌祛风，通利三焦时珍，而行太阳阳气鞠通。启水之生阳，上交于肺隐庵。温少阴而泻阴寒晋三，且振心阳以退其群阴，如离照当空则阴霾全消，而天日复明修园。驱阴凝之伏痰，化作阳和之津液兆张。肺气下行，则上气平而咳逆除矣隐庵。辛滑散结，结散痹通，不吐而能吸天士。直行为奔豚之先导，横行为手臂之引经士材。出入于机关，流行于骨节，故利关节隐庵。能疏理不足之阳，而通其为壅为结之疾若金。畅达肝气，肝舒则疏泄令行《鸡峰》，真气流而下上受益矣隐庵。如脾虚肝乘，瘀凝作痛，木得桂则枯，故温脾虚而抑肝风世荣，是平其不平之戾气也。故益气而即和血，和血而还调气，故能益气补中，乃营卫之剂也若金。

---

① 百药：原缺，据《本草纲目》第三十四卷“桂”补。
② 梫（qǐn，寝）：桂也。
③ 牡桂：原缺，据《神农本草经读》卷二“牡桂”及文义补。
④ 具：原缺，据《神农本草经读》卷二“牡桂”补。

肉桂，其皮也时珍。以黑油①投开水中，其沸立止，其泡立平，因知真桂。黑油能滋润入肾，引火归原，以其能止水沸也章钜。气味俱厚石顽，益火消阴冰，直入丹田隐庵，大补阳气石顽。下行而入肾仲淳，真阳之气，自归于地若金。解阴寒凝结洪绪，消阴翳以发阳光，达阳壅以行阴化若金。宣扬宣摄，靡不合也子由。使秉阴中之阳以升，复承阳中之阴以降若金。治痼冷沉寒，奔豚疝瘕，腹痛讱庵。春华秋英曰桂尸子，为平肝之圣药世荣。由肝入肾，故阳虚肝火上浮者，服之则纳惟详，又能入心养荣晓澜。《礼》云姜桂以为芬芳，杀草木毒也大明。出交趾、合浦含，浔洲之瑶，纯甘油黑者良章钜。

辛夷上品

气味：辛，温，无毒。

主：五脏身体寒热，风头脑痛面䵟。

夷者，其苞初生如荑而味辛也时珍。与众同植，必高于众木而后已，其性专于向上，故能升达阳气。得春气最先，疏达肝气。芳香清冽，能驱邪风头目之病灵胎。辛温，外毛，色白保升。入肺，能解肌表时珍。其体轻浮，开胃中清阳，上行以通于天，逐阳分之风邪而利窍石顽，犹阳之达于天也若金。

花名玉兰花，消痰，益肺和气，治痛经不孕龙柏。

沉香《别录》

气味：辛，微温，无毒。

主：祛恶气。

沉者，降也元素。从胸膈而下丹田，有下沉之义士宗。得雨

---

① 黑油：指肉桂触之溢黑油者，为肉桂上品。《浪迹丛谈》卷八“肉桂”：“惟以黑油者为上品，盖黑油能滋阴入肾，以收引火归原之功。”

露之精，芳香气厚，开郁辟邪仲淳，散结导气石顽。治气逆喘急，补命门及脾胃元素，取其纳气归原也石顽，故一名蜜[①]香时珍。治心腹痛、霍乱珣，亦芳香辟恶之功也仲淳。行气而不伤气，温中而不助火。其为阴阳气化所结，非专破气者可比若金。

伽南香，与沉香同类，因树分牝牡，则形质性情各别。成沉之本，为牝，为阴，故味厚，性通利，臭含藏，燃之臭胜，阴体而阳用，藏精而起亟者也。成南之本，为牡，为阳，故味辛辣，臭显发，性禁止，能闭二便，阳体而阴用，卫外而为固也《乘雅》。伽是神名《梵书》，南是为牡为阳《乘雅》。质软味辣，其气上升，性敛，固脾保肾，闭精固气，留魂驻魄《类稿》，辟恶，风痰闭塞，精鬼蛊疰，通窍醒神恕轩。老人佩之，少便溺也《类稿》。

降真香《证类》

气味：辛，温，无毒。

主：辟邪恶。

香中清烈仲淳，能降真气若金，辟天行时气恶气，化中上焦之秽浊鞠通。治怒气伤肝仲淳，开郁鞠通，可代郁金仲淳。色绛入血分而下降，行血石顽破滞，治吐血仲淳，折伤止痛止血，可代乳、竭、没药，乃辛温活血治气之药也若金。

丁香《开宝》

气味：辛，温，无毒。

主：温脾胃，止霍乱壅胀，风毒诸肿。

其性温热，助三焦之火以温胃土。丁者，火也士宗。有火

---

① 蜜：原作“密”，通“蜜”。

土相袭之机，丁干就戊之道不远。辛香走窍而除秽浊仲淳，解食蟹致伤丹溪，暖脾胃而行滞气仲淳。臭香入胃，辛先入肺，肺气归于胃，则元气无①壅阏之处，而自下行入肾。益元气好古，赞助元阳翁仲仁。治吐泻，心腹痛，奔豚好古，呃呕保昇，痘疮灰白时珍，总取温脾胃之功也好古。

檀香《别录》

气味：辛，温，无毒。

主：心腹痛，中恶鬼气。

《诗》曰：爰有树檀。檀，善木也，故字从亶中立。膻中为气之海《经文》，胸中是其部位笔花，调气在胸膈咽臆之间郁抑不舒。气味辛温，散冷气。芳香之物，治中恶鬼气明之。引胃气上升，进饮食元素，补脾胃，理元气海藏。为噎膈吐食时珍、心腹痛、霍乱大明理气要药明之。

紫者，咸平弘景，血分药也时珍。敛肝气元功，疏肝郁，平肝逆，息肝风子闲，取其咸能就下也《经文》。色紫入营，和营气而消肿毒，疗淋，止血定痛弘景。

乌药《开宝》

气味：辛，温，无毒。

主：中恶心腹痛，蛊毒疰忤鬼气，宿食不消，膀胱肾间冷气攻冲背膂，妇人血气，小儿腹中诸虫。

乌以色名时珍。治一切男妇气风仲淳，猫犬百病之药大明。辛香流窜，能理诸气，气顺则风散也时珍。治气血凝滞石顽，宿食不消藏器之霍乱泻痢反胃大明。色褐而作车毂横纹藏器。入足

① 无：原作“所”，据《本草述》卷之二十二“丁香”改。

阳明少阴，理元气好古。中气脚气，气厥，肿胀喘急，止便数白浊时珍、肾间膀胱冷气藏器、疝气，上理脾胃之气时珍。义在亲下，阳中有阴，祛除胃肾寒冷，最为中的若金，故降肾经冲逆之气仲淳。固非补气，亦不耗气，是有理真气之原，致其气之用者若金。

乳香《别录》

气味：辛，微温，无毒。

主：风水毒肿，祛恶气伏尸，瘾疹痒毒。

乳者，树脂垂滴如乳头也宗奭。辛温香窜时珍，色紫承入心。消痈疽诸毒，托里护心，活血定痛，伸筋长肉时珍。脂液皆秉水气若金，而纯阳无阴洁古，入人身血分，专行化化之机以活血，即致血分无穷之用。其主风水毒肿若金，中风口噤元礼，是风脏即血脏若金。止痛，中恶大明，托里护心，不眠之才，产难，折伤时珍，是从血而达气，由阴而化阳也若金。下气益精，补腰膝肾气大明，诸疮，又达阳而归阴矣。入肾血海以化生，气盛则化精，精盈则益气。生血以达气，生气以化血。入心则由血而达气，所以能致其无穷之用也若金。

没药《开宝》，木之膏液没入地中，故名没药中立。秉金水之气，味苦气平仲淳。赤黑之色若金，故通血滞宗奭。推陈致新，能生好血权。破血消肿定痛时珍，产后心腹痛，善通壅滞之血，腹中作痛血结要药仲淳。

血竭恭，此如干血，谓之血竭时珍。烧之，赤汁流出滔①。亦树之脂液也，如人之膏血时珍，结于至阳之精滔，味甘而咸，

① 滔：原作“陷”，据《本草纲目》第三十四卷“骐驎竭”改，下同。独孤滔，隋唐时人，著有《丹房镜源》。

专走血分时珍。治血结，除血痛，为和血圣药河间。止痛，散瘀生新珣。性急大明，理折伤，血运血冒，有夺命之功《圣惠》。

安息香《唐本草》

气味：苦、辛，平，无毒。

主：心腹恶气，鬼疰。

香能辟恶，安息诸邪时珍。其味苦辛，祛鬼来神，令人神清，能通心腹邪气，有转日回天，非寻常方药可比石顽。

苏合香《别录》，聚诸香之气合成，能辟恶，杀鬼精物石顽。通诸窍脏腑，辟除不正之气，逐邪开郁之药也仲淳。

芦荟《开宝》

气味：苦，寒，无毒。

主：热风烦闷，胸膈间热气，明目镇心①，癫②痫，疗五疳，杀三虫。

卢，黑色也。会，聚也。木之脂液凝聚，色黑也中立。以液为质韵伯，濡润阳明燥化，陨胃家邪实虫结子由。大苦大寒，入肝经及冲脉，专于除热杀虫。小儿疳热，非此不除石顽。泄厥阴风淫于中土之中，转其虚滞，其功故在杀虫之先也若金。

无食子《唐本草》

气味：苦，温，无毒。

主：赤白痢，肠滑，生肌。

益阴而收，气味苦温，其益阴中之气，为血生者原，精华之本，不专以收为功，乃乌须要药。盖于冲任大有裨益，而知

① 心：原脱，据《本草纲目》第三十四卷“卢会”补。

② 癫：原作“巅”，据《本草纲目》第三十四卷“卢会”改。

有益血生精之应也若金。

诃子，苦涩，降敛恭。生用清金止嗽，煨熟固脾止泻[1]。取苦以化痰涎下气，涩以固滑泄石顽，实大肠，敛肺降火丹溪。此中先后主辅，惟当适事为故耳若金。

苏方木《唐本草》

气味：甘、咸，平，无毒。

主：破血，产后血闷欲死。

此苏木[2]是苏方国出也豹。汁可染绛恭。降多升少，甘咸，入血破血。恼怒气阻经闭者，宜加用之。少用和血，多用破血石顽。

阿魏《唐本草》

气味：辛，平，无毒。

主：杀虫，疗癥。

阿，我也；魏，畏也。此物极臭，阿之所畏也，遂名阿魏中立。秉火金之气，得乎天之阳气，故辛平而温仲淳。诗曰：阿魏无真却有真，臭而止臭自为真纯。体性极臭，反能止臭，使气转化，气化则形化若金。故虫积、癥积恭、食积、疟症大明、蛊胀皆能治之若金。消一切蕈、菜、牛、马、羊、猪诸毒机，诸积丹溪，下恶气时珍，但弱人不宜轻用耳若金。

乔木部

杜仲上品

气味：辛，平，无毒。

① 泻：原脱，据《本经逢原》卷三“诃黎勒”补。
② 木：下原衍“国”字，据文意删。

主：腰膝痛，补中益精，坚筋骨，强志，除阴下湿痒，小便余沥。

思仙[①]，杜仲服此得道，因以为名时珍。味辛，皮中有丝，折之则见豹。秉金水之气化小陶，皮韧且厚，补人之皮，有丝连续，能续筋骨。其质坚韧，其精必足，坚定人身之筋骨也洄溪，使筋骨相着明之。由肾益肝好古，由肝资肾，肝之借其气化者若金，肝虚肝燥，胥受其益。主腰膝痛，坚筋骨，益精，余沥，新娶脚软元英，频惯堕胎起。可[②]补中者，其味辛平，得地润泽之气天士，补阳明之中土隐庵，以肾胃相关也《经文》。强志者，辛平益肺，则气刚大，所以强志也天士。

檗皮上品

气味：苦，寒，无毒。

主：五脏肠胃中结热，黄疸，肠痔，止泄痢，女子漏下赤白，阴阳蚀疮。

檗，黄木也《说文》。㓠檗染黄丝鲍照，即黄檗也弘景，俗作黄柏，省写之谬也时珍。鲜黄肉厚，冬不落叶隐庵。极黄，得金之色，能清五脏结热。味又极苦，燥湿灵胎坚阴秉衡。云肠胃者，以黄疸、肠痔、泄痢，皆阳明湿热之证天士，即漏下、阴蚀、遗精丹溪、梦泄大智、白带天士、淋浊杲，亦湿热下注天士，有补阴泻火之功丹溪。苦以坚肾杲，肾职得坚，则阴水不虞其泛溢。寒能清肃，秋令一至，龙火不致于奋扬，精液有不安其位者乎羽皇？根坚木高，苦极色深，故能自顶至踵，沦肤彻髓，因热结聚而发生诸病者，象形对待治之不远。至于湿热之治，

① 思仙：原下衍"木"字，思仙即杜仲。

② 可：原下衍"治"字，据文意删。

首言五脏肠胃结热，盖水土合德以立地，肾热则热自结胃，胃热壅则湿土之阴气无从施化，还病于湿，则湿热之症多矣。即下焦若金痿丹溪厥明之疮蚀，未有不合中土之湿者若金。就其性而伏之丹溪，泻伏火，救肾水杲，非以肾阴得化于胃，更欲胃阳得化于肾也若金。观其主治，皆正气无亏，热毒内盛，下焦湿热隐庵。所谓毒者解之石顽，下者举之，结者散之，热者寒之，强者泻之，各安其气，必清必静，则病气衰去，归其所宗《经文》，皆有余之病也隐庵。

厚朴中品

气味：苦，温，无毒。

主：中风伤寒，头痛寒热惊悸，气血痹，死肌，去三虫。

其木质朴而皮厚时珍。厚，重也《玉篇》。玉未理曰朴①《国策》。曰厚朴者，以脾主消磨天士，气逆壅滞仲淳，食痰水结权，脾体重浊，宜此泻壅丹溪理脾讱庵，降逆下气修园。赤色性烈佐尧，宽中开蔽，痹通胀去肌活元犀。主风寒寒热者，解肌达表佑尧，直达膜原，劫去其邪又可，助天气以下降也令韶，故治肺气胀满，膨而喘咳好古。惊悸多由饮凌于心，泄满下气，温蠲饮气在泾。苦降温开，使阳气通，则饮化而心安元犀。辛能散结，苦能燥湿石顽，温能驱虫，苦泄温行天士。泻湿中浊气鞠通，消痰下气弘景，化水谷，温胃气权。治腹满无已，霍乱腹痛，冷逆，胸中呕不止，泄痢弘景。夫苦能下泄，苦从乎温，则不下泄而温散若金。从内而外，以司夏出横偏之令子由。苦中觉甘，直归中土而散结气，苦味从温，能就气分而散之若金，

① 朴：《战国策·秦策》："郑人谓玉未理者璞。"厚朴之"朴"为木皮，璞乃玉石，此说牵强附会。

乃结者散之之神药也洁古。

椿樗根皮《唐本草》

气味：苦，平，无毒。

主：崩带大明，赤白久痢。

椿樗者，易长而多寿考之称时珍。大椿以八千岁为春秋是矣庄子。椿香而樗臭，故椿又作櫄，以其气熏也。摢字从虖，其气臭，人呵呼之也时珍。苦继于涩后，本燥金以达寒水之化若金。苦以燥湿，寒以胜热仲淳，涩以断下鞠通。治湿热为病，久患泻禹锡痢瑶，带浊，精遗丹溪，血崩，产后血不止，月信来多诜，肠风泻血，缩小便大明，有燥湿之功石顽。但滞气未尽时珍，真阴虚者不宜用石顽。此味总以达阳气为主，达阳本以收阴耳若金。

千张纸《赵拾遗》

气味：甘，淡，无毒。

主：胃脘痛。

此木实也，又名木蝴蝶，中心层层作罗纹卷心，折之如通草。其味甘淡，治胃脘痛恕轩，下部湿热，肝气痛①，辟恶止惊桐岗。

楝实下品

气味：苦，寒，有小毒。

主：温疾伤寒，大热烦狂，杀三虫，疥疡，利小便水道。

楝叶可以炼物，故谓之楝愿。楝字从柬。柬，分别也《说文》。安燕而血气不惰，柬理也荀子。实名金铃子，金黄色。

---

① 痛：原缺，据《本草纲目拾遗》卷六“木蝴蝶”补。

铃，象形也时珍。四月开花红紫，其实生青熟黄颂，初酸后苦，乙庚相合，木火气化若金。非但泄肝，功专导袪心腑、小肠、膀胱之热，引厥阴相火下行晋三，解散结热嵩。导达阳气若金，归宿下元石顽，热厥暴痛，非此不除元素。治上下之心腹痛时珍，在肝肾胃脘、膀胱小肠部分，惟寒郁热之因为痛者，此一物，而分理气血，达之开之，彻肝逐热，导气达阳，而兼解热散结也。盖治热厥心痛，是阳归于阴，则阴自为阳守也。治寒郁热为痛为疝，是阳彻于阴，则阴不痼阳，其功皆奏于归之、彻之若金。故治痛疝，遗精喘呕，诸逆冲上头，心胁、胃脘、腰痛，积聚，小便数淋，溲血下血，前阴诸疾，齿病《阆风》。苦寒性降，导湿热下走渗道，荡热止痛。主温病烦狂，引火毒下泄而烦乱自除。温病之下，续出伤寒二字，以温病原从冬令伏邪，至春随阳气而发，故宜苦寒降泄之。杀虫、利水道，总取以苦化热之义也。一切急痛，察其痛之从下而上引者，随手辄应。若从上而下者，宜辛温散结，苦寒良非所宜石顽。川产者良时珍。

根，治蛔虫，利大肠弘景，消渴有虫迈，小儿五疳思邈。

秦皮中品

气味：苦，微寒，无毒。

主：风寒湿痹，洗洗寒气，除热，目中翳白膜。

秦本作梣，以木小而岑高也时珍。木色青翳，此治目之药也《淮南子》。得清阳上升之象，是木郁达之，所以遂其发陈之性也韵伯。木火相生之气，色碧苦寒性涩，所以能清肝热鞠通，升散木火之郁生白。达其阴之郁阳者，即能驱其阳之伤阴，不致郁而为热，得还其敷和之平气也若金。主风寒湿痹，取其苦燥也时珍；目病、惊痫弘景，取其平木也时珍；崩中带下弘景，热痢下重仲景，取其苦坚涩收也时珍；止水毕术，谓收泪也时珍，总是肝之风药也仲淳。

棕榈《嘉祐》

气味：苦、涩，平，无毒。

主：止鼻血吐血，肠风赤痢，崩中带下大明。

棕榈皮如马之骔髯也，味苦性涩。失血去多，瘀滞已尽者，用之切当，所谓涩可去脱也时珍。

桦皮《开宝》

气味：苦，平，无毒。

主：黄疸。

桦，王珉①作樺字藏器。画工烧烟熏纸，作古画，故从畫，俗作桦字时珍。皮即今之贴弓者师古，能收肥腻石顽，治湿热疠风守真，黄疸，时行热毒疮，豌豆疮藏器，肺风毒宗奭，乳痈时珍痈毒。能辟恶气，杀虫䘌也。治黄疸，以其苦平利小便也石顽。

皂荚中品

气味：辛、咸，温，有小毒。

主：风痹死肌，邪风头痛泪出②，利九窍，杀精物。

皂，黑色也。其荚黑色时珍，其性喜铁，味辛且咸，有子母相生，默相感召不远。辛散属金，主风痹死肌，头风泪出，皆取其祛风消毒，通关利窍，有破坚积、逐风痰、辟邪气、杀

① 珉：原作"泯"，据《本草纲目》第三十五卷"桦木"改。王珉，东晋医家。

② 邪风头痛：《本草纲目》第三十五卷"皂荚"及《神农本草经》"皂荚"作"邪气风头泪出"。

虫毒之功。吹之导之，通上下之窍；煎之服之，治风湿痰喘肿满症、虫；涂之擦之，散肿消毒祛风气；熏之蒸之，通大便癃秘；烧烟熏之，治臁疮湿毒，即治风痹死肌之意时珍。以其棘针遍刺，四面还攻，庶几[①]无坚不入，聿成荡涤之功嘉言。

子，得湿则滑，滑则燥结自通石山。辛以润之时珍，金能退暑，燥能除湿。辛能通窍，直达下焦，通大肠之风秘、郁结鞠通之膈痰、瘰疬肿毒时珍。

刺，其形锐利时珍，又能攻坚扬俊，直达病所时珍，引至痈疽溃处丹溪。治风杀虫时珍，胎衣不下颂，多用反能散痈孟英，小便淋闭《圣惠》，腹内生疮服之，脓血悉从小便出蔺[②]氏。

柽柳《开宝》

气味：辛，温，无毒。

主：痧疹不发仲淳。

柽木，诗曰"柽其椐"者是也。一名三春，一岁三花也。今则转为山川，又转为西河柳矣。其性大辛大温，生发之机最速鞠通。辛开肺郁，温散风邪，达表最要退庵。横枝极细，善能入络鞠通，开结和营晋三。专发风寒瘖疹瑟庵、痄[③]子仲淳。消痞，解酒，利小便时珍。令暖气透达，和畅郁蒸，气血通彻，助气血，借此升之，其效更速，风寒亦不得而阻之矣[④]若金。

胖大海《赵拾遗》

气味：甘，淡，无毒。

---

① 几：原作"冀"，据《医门法律》卷六《肺痈肺痿门》改。

② 蔺：原作"兰"，据《本草纲目》第三十五卷"皂荚"改。

③ 痄（chān 搀）：皮剥病。

④ 令暖气透达……风寒亦不得而阻之矣：文见《本草述》卷之二十三"水杨"，当与柽柳无涉。

主：一切热症。

产至阴之地，其性纯阴，其味甘淡。故能治六经之火，发火闭痘，吐衄下血，消毒祛暑，时行赤眼，风火牙疼，虫积下蚀，痔疮漏管，干咳无痰，骨蒸内热，三焦火症，诸疮皆效，功难尽述恕轩。

榆白皮上品

气味：甘，平，滑利，无毒。

主：大小便不通，利水道，除邪气。

榆渖俞柔，故谓之榆。白者曰枌，有分之之义安石。皆滑利下降时珍，故治小便不通，五淋权，肿满弘景，喘嗽不眠权，取其利窍渗湿热，消留着有形之物耳，气盛而壅者宜之时珍。

海桐皮《开宝》

气味：苦，平，无毒。

主：顽痹，腿膝痛。

似桐有刺珣，故一名刺桐颂。秉木中阴气，能行经络，达病所时珍，入血分而透经络若金。性喜拆裂，体有巨刺翥。阴中之阳，无所不至，举上下内外而胥治之子由。在极阴极沉之所若金，以奏祛风杀虫之功时珍。凡因风湿湿热流注下焦腰膝为病者，此品治之仲淳。用其动而欲出，多刺，喜拆裂之性也若金。

乌桕根白皮《唐本草》

气味：苦，微温，有毒。

主：暴水，癥结积聚。

乌，色也①。苦辛微温，性沉而降，利水通肠，破癥开结，功胜大戟，虚人戒之时珍。

巴豆下品

气味：辛，温，有毒。

主：伤寒湿疟寒热，破癥瘕结聚坚积，留饮痰癖，大腹，荡炼五脏六腑，开通闭塞，利水谷道，祛恶肉，除鬼毒蛊疰邪物，杀虫鱼。

巴豆生于巴，形如豆隐庵。得老阳气化，其性大刚过急，故一名刚子。入腹如火，但可对待阴寒太过，已成坚凝闭塞之形。而阳火消沮，竟如死灰不燃者，下顺水性，热助火气，一用而两得之矣不远。其性剽悍，辛以散之，温以行之隐庵。有斩关夺门之功元素，破血排脓、攻痰逐水之力。生用存金，祛火之毒，可以利水谷道若金而峻攻时珍，炒用则磨坚积若金而温利时珍。以生合乎荡，炒合于炼也若金。少用有抚绥调中之妙，峻用有戡乱劫病之功叔承。可以通肠，可以止泻海藏。金化于火，直司降令以透下焦，由阳入阴以神老阳之用也若金。

枳中品

气味：苦，寒，无毒。

主：大风在皮肤中，如麻豆苦痒，除寒热，止痢，利五脏，长肌肉。

枳实、枳壳一物也宗奭。枳，害也愿。破气化痰，泻肺宽

---

① 色也：《本草纲目》第三十五卷“乌桕木”：“乌桕，乌喜食其子，因以名之”，非以色命名也。

肠洁古。枳[1]能破实结也宗奭，有冲墙[2]倒壁，乘风破浪之能时珍，多用害胸中至高之气洁古。气味苦寒，臭香形圆隐庵。其性宣发而气散元犀，故主大风麻痒寒热，得其冲走破散之力也仲淳。止痢，利五脏，苦以泄结清湿热，所以止痢，苦寒清火而五脏皆安也天士。香以醒脾散浊气，圆主旋转元犀，泄胸中之闭塞礼丰。苦主泄，香主散，为泄痞散逆之妙品元犀。苦辛通降，开幽门而引水下行鞠通，导散风壅之气《衍义》。性能利气，气下则痰喘止，气行则痞胀消，气通则刺痛除，气利则后重愈仲淳。凡细缊之气不能散，有实结着手之处，乃能溃之决之。苦中有酸，自能降肝胆之逆，所谓得降令之金以平木者，义固不爽耳。大抵此味只宜为邪所伤而壅塞不能降之病也若金。

合欢中品

气味：甘，平，无毒。

主：安五脏，和心志，令人欢乐无忧。

合欢其叶至夜即合也宗奭。合欢暮卷倕，故一名夜合晓澜。枝叶繁缨，互相交结，风来相解，了不牵缀豹。其花半红半白，散垂如丝宗奭，昼合夜开，能和阴阳晓澜。属土与水，补阴之功最捷仲淳。蠲愤中散，使人欢乐无忧，熟眠晓澜。脾虚则五脏不安，心虚则怫郁多忧，益脾纾心则神明通畅，所欲咸遂。补心脾，生血脉仲淳，长肌肉丹溪，续筋骨大明，填补肺痈溃缺宙，岂特解郁调经而已哉晓澜。

皮，同功时珍。

---

① 枳：原作“只”，据《本草纲目》第三十六卷“枳”改。

② 墙：原作“壁”，据《本草纲目》第三十六卷“枳”改，义胜。

槐上品

气味：苦，寒，无毒。

主：五内邪气热，止涎唾，补绝伤，火疮，妇人乳瘕，子脏急痛。

槐，归也春秋。虚星之精《太清草木》，其字从鬼，能伏隐见莫测之虫晋三。当秋而实，得金之令。色黄，得金之色。其体清肃灵胎，益肾清火石顽。治有余之火不能归藏其宅，必犯肺肠，得此清肃之气以助之，则火不能伤，自归其宅，不治火而火自退、热自清矣灵胎。其实滋肾家津枯，治脾胃有热，阴津不足之病石顽。止涎唾，清肺胃之湿火也灵胎。秉五运之气，治肺病之涎唾，肝病之绝伤，心病之火疮，脾①病之乳瘕，肾病之急痛②隐庵。明目，益气，五痔疮瘘弘景，大热，难产权，止泪定眩藏器，阴疮湿痒，下血大明。总取凉大肠，润肝燥杲，疏导风热而已矣宗奭。

花，味苦色黄，入阳明血分时珍。清肝胆而凉血秉衡。凉血热即以疏导风热，有金木相媾之义。燥热合湿，致伤阴阳之络以病血溢若金。火刑肺金玉璜③，以病失音林一，用以清热滋燥，诸证自安石顽。主子脏急痛，子脏即胎宫，属任脉，为受精之所。急痛者，因交合不节所致。此专通任脉，直达子宫，涤射入之精，泻淫欲之火，故能堕胎秉衡。推之治杨梅疮毒松石，亦秽毒入于任脉之病也秉衡。

---

① 脾：原作“肝”，据《本草崇原》卷上“槐实”改。

② 痛：原作“疮”，《本草崇原》卷上“槐实”改。

③ 璜：原作“横”，魏之琇，字玉璜，著《续名医类案》。

卷　七

灌木部

桑中品

气味：甘，寒，无毒。

主：伤中，五劳六极，羸瘦，崩中，绝脉，补虚益气。叶，除寒热，出汗。

桑得箕星之精《典术》。东方自然神木，其字象形也《说文》。叶落枝干皆白，做纸洁白如棉。蚕食桑精，吐丝如银。阳明金土之精隐庵，是补养之药也修园。根白皮清而甘者也，清能泻肝①火之有余，甘能补肺气之不足。上部得之，清火而滋阴；中部得之，利湿而益土；下部得之，逐水而消肿绮石。阳固无阏，而阴自以降欤若金。寒者，其气下归于肾；甘辛者，其气上达于肺脾。肺脾者，水精运化之通衢；肾者，水津②归宿之庐舍。上焦运化不愆润安，为水土立地之用，达水土气化而际天，即由天还返其立地之精，以归于极下若金，则中之伤者可以渐疗。下焦归宿有方，则外之羸者以渐能旺润安，崩中绝脉，补虚益气之实际也。首主伤中，深悉于肺肾相因，而中土司升降之枢权，兹物有合。盖先天之水所以生气，后天之气所以化

---

① 肝：原作“肺”，据《理虚元鉴》卷下《治虚药讹一十八辨》改。

② 津：原作“精”，据《本经疏证》卷八“桑根白皮”改。

水。后①天之气化，则阴根于阳而血生；后天之水②化，则阳宅于阴而气益。以水即血之源，血又气之依也。故下部之病，自地升天者，即能由天而降地，其功平逆气，止嗽定喘，总是一气之所贯耳若金。杀而复茂，生长之气最盛，故有补续之功隐庵。下达而坚，由肺下走肝肾者也，内伤不妨用之。若外感无形之邪用之，引入肝肾之阴，而病永不愈矣鞠通。

叶，秉箕水星精《典术》。箕好风，风气通于肝，故其味微苦而善息风，抑其有余。芳香而有细毛，横纹最多，走肺络而宣肺气鞠通。此正金木相媾之元机也若金。凡风温暑热服之，肺气清肃，即能汗解。其背有毛，能治皮肤风热瘾疹。其色青黑，入肝养血，息内风而已内热。络筋连膜，安胎妙品孟英。苦能清，甘能和，故除寒出汗天士，除头痛，止风淫肠胃之泄泻，已肝热妄行之崩吐孟英。则气和而血鬯，皆行和血之益，即获治风之效若金。经霜者佳嘉言。

枝，气味苦平颂，祛风养筋士材，清热。故遍体风痒干燥，水气脚气风痹，四肢拘挛，偏风颂，臂痛叔微，无不宜之。取其利关节，养津液，除风湿痹痛也。烧灰，治噎食积块时珍。

椹，熟色乌赤而气温，固当入肾益阴，由辛达甘若金，其精英固萃于此宗奭。益阴气便益阴血，血为水所化，益血还以行水,风与血同脏，益血即以息风若金。利五脏、关节、血气，安魂魄镇神，令人聪明藏器，滋肝肾，充血液，长精神，健步履，息虚风，靖虚火，兼治水肿胀满，瘰疬结核。可生啖，可饮汁，或熬以成膏，或晒干为末。设逢欠岁，可充粮食

---

① 后：原作“先”，据《本草述》卷之二十四“桑”改。

② 水：原作“气”，据改同上。

孟英。

栀子中品

气味：苦，寒，无毒。

主：五内邪气，胃中热气，面赤酒疱皶①鼻，白癞疮疡。

鲜支黄烁相如。木实可染《说文》。其色黄赤，故又名木丹时珍。支，持也《广韵》。邪气在内，拒而相持，得此令吐，则邪因以出，所谓高者因而越之好古，则客邪尽祛而正气可支也斗保。后作卮，象酒器也时珍。气味苦寒，是下秉寒水之精，上结君火之实隐庵。味苦泻火，色黄入胃元犀。轻飘象肺，色赤象火元素。能清心肺之热，热清则胃热除，使阳中阴降，阴降则阳随之。胃热散，面赤除若金。使火屈曲下行，降火从小便出丹溪，非直折可比时珍。既清在上之火热，复能导火热之气以降下。所谓启水阴之气上滋，导火热之气下行隐庵。治鼻红、白癞、疮疡，以入心清心，苦寒能燥湿热也天士。除时热，解黄，利五淋，通小便，解消渴权，心烦不眠元素，解热郁，治血症丹溪，取其体性轻浮，治五内客热石顽而清肺。肺清则气化行，而膀胱津液之腑得此气化而出也。治大小肠热，乃辛与庚合，又与丙合，又能泄戊，先入中州故也好古。使阴从阳和，故能透经脉，入密理，以纾其阳化，而尽其由上及下之用，以其得寒体之轻浮故也若金。

酸枣仁上品

气味：酸，平，无毒。

主：心腹寒热，邪结气聚，四肢酸痛湿痹，安五脏。棘，

---

① 皶（zhā 楂）：古同“齇”。齇，鼻子上的小红疱，俗称酒渣鼻。

主心腹痛，痈肿溃脓，止痛，决刺结。

酸枣本名樲[①]《尔雅》。其实味酸多脂隐庵，收敛津液而性腻也石顽，形圆色赤隐庵气香，能宁心益肝，养脾土兆张。所治多眠不眠，寒热结气足以概之。盖寒热即阴阳气结而聚，则不得合和而为阴阳之偏。多眠是阴胜于阳，宜以疏阴为先，生用此味；不眠是阳胜于阴，宜以益阴为先，炒用此味。疏阴者，导阴使之化也；补阴者，滋阴而俾之生也。生化之机合若金，故谓之补血宇泰，也导虚热石顽。阴中之壅气，疏之而能致于阳，则气之偏结于阴者，不病寒矣；阴中之和气，发之而能召乎阳，则气之偏结于阳者，不病热矣若金。色赤象心，导心气以下交，肉黄象土，助脾气以上达，则神气内藏，心腹和平，气血日盛隐庵，血行风息，脾理湿行，而湿痹酸痛可治也天士。风脏即血脏，至于挛筋[②]癫狂，皆虚风之治。补虚，自肝而外，先胆次心。补心血而交肾，治心肾不交之疾。止汗除烦，大补心脾若金，滋养荣气石顽。今人专以为心药，殊昧此理时珍。

棘，气味辛寒，乃枣之针，故能决刺破结也石顽。

山茱萸《别录》

气味：酸，平，无毒。

主：温肝，益精强阴，补肾气。

山茱萸一名蜀酸枣，功用同也时珍。茱言色红，萸言肥润，故名茱萸中立。滑则气脱，涩以收之，能止小便弘景，秘精气时珍，精气益而阴强也仲淳。色赤入心，味酸入肝，从左以纳于肾惟祥。收肝肾之阴气，以资脾阴之化源。从其体若金为肾之血

① 樲（èr 贰）：即酸枣。

② 筋：《本草述钩元》卷二十四“酸枣仁”作“惊”。

药洁古，以其功属肾之气药海藏。涩阴乃裕阳之本①，固阳又化阴之原，交益相须，取坎填离，俾元气之用不匮耳若金。暖腰膝，助水脏元素，止汗兴阳，坚阴添髓权，收肝风退庵，益肝血而敛肝气。肝者敢也，生气生血之脏也隐庵。血能热肉充肤而体腴矣天士。

蕤仁上品

气味：甘，平，无毒。

主：心腹邪热结气，明目，目赤痛伤泪出，目肿眦烂。

蕤，下垂之象时珍。甘平而润，治诸经风热之邪，心腹邪热结气，不独治目也石顽。

卫矛中品

气味：苦，寒，无毒。

主：女子崩中下血，腹满汗出，除邪，杀鬼毒蛊疰。

矛刃自卫，故名时珍。苦寒专散恶血石顽，故有崩血之治。治中恶腹痛，去白虫，消皮肤风毒肿弘景。主百鬼蛊疰邪魅权，一名鬼箭羽弘景，凡鬼皆以是物为矢也灵胎。沙蜮、瘟疫用之宝素。燔之可以远祟，取此义也宗奭。性专破血，力能堕胎权。血运血结、血聚于胸腹胁肋者宜之时珍。又治鬼疟《圣济》。

南天烛《开宝》

气味：苦，平，无毒。

主：止泄除睡，强筋益气。

秉春升之气，气味和平仲淳。培元益气生白，兼能入心凉

① 涩阴乃裕阳之本：原作“涩阳以裕阴之本”，据《本草述》卷之二十四“山茱萸”改。

血，入脾益气，入肾添精仲淳，解肌热，清肝火恕轩，故有除睡、强筋等效仲淳，此枝叶之功也时珍。

子，七月结实生青，九月熟则赤紫，其味甘酸时珍。主补阴仲淳固精，强筋益气遵程。治天哮，三阴疟，解砒毒恕轩。是水达于木，则阴乘阳以生；火达于金，则阳御①阴于降若金。为却老轻身之良药仲淳。

梗，治隔食、隔气恕轩。

郁李仁下品

气味：酸，平，无毒。

主：大腹水肿，面目、四肢浮肿，利小便水道。

《诗》曰棠棣之花，即郁李仁也机。李，肝之果也隐庵。郁，馥郁。花、实俱香，故以名之时珍。其仁性最滑脱生白，润而降时珍，故能下气诜利水石顽。散其结，而阳斯化，水斯行，以五脏皆有阴气，而脾为之枢也若金。治水气浮肿，取其润下而利小便也石顽。宣阴结以化血，血结则气燥，血化则营卫和而燥者润矣若金。味酸，肝果隐庵。治气结胆横，目张不瞑仲阳。其具散结之功，岂独奏之行水哉。举七情之结以伤阴，遂以塞阳者，可以类推为治矣若金。

女贞上品

气味：苦，平，无毒。

主：补中，安五脏，养精神，除百病。

女贞之木，一名冬青，有贞守之操时珍。三阴为女，秉三阴之气隐庵、少阴之精《典术》，岁寒操守隐庵。其实黑色，其

① 御：原作“裕”，据《本草述》卷之二十四“南烛”改。

性苦平，性偏寒滑石顽，入血海，益血而和气。至阴之贞，由肾至肺若金，能泻相火尧封，益阴时珍除热，补精仲淳，精旺神生，五脏藏阴者也天士。益肾至肺，为津液之源，所以补中而脏安也。气得其平，百病皆除矣隐庵。赞曰：女贞味淡，以啬气精，吸被婺精，辅我未瘽李日华。

蔓荆子上品

气味：苦，微寒，无毒。

主：筋骨间寒热，湿痹拘挛，明目坚齿，利九窍。

荆字从刑，其生成丛而疏爽，苗出蔓生故名。其子气清味辛时珍，燥湿驱风讱庵，通利九窍，祛筋骨间寒热者，以太阳之邪得此轻浮天士升散隐庵，邪祛而寒热除矣天士。

紫荆皮《开宝》

气味：苦，平，无毒。

主：破宿血，下五淋。

其木似荆而花紫，木之精也，一名肉红，又名内消时珍，以消肿解毒之功也藏器。气寒味苦，紫色性降，寒胜热，苦走骨，紫入营。故能活血消肿，利小便而解毒时珍。活血解毒并奏功能，则血热而瘀者宜之若金。

山茶花《纲目》

气味：苦，温，无毒。

主：吐血衄血下血丹溪。

其叶似茶，又可作饮，故名山茶时珍。其花红味苦，开于青阳初动之时，得肝木之气而生心火。肝藏血，心主血，故治一切血症石顽。同功郁金丹溪。生用能破宿生新，炒用则止，真血家良药也石顽。

白者名玉茗花，治不孕宝素。

枸骨①《纲目》

气味：苦，凉，无毒。

主：补腰脚，令健。

肌白如狗之骨，故名狗骨。其叶时珍凉肝益肾，生津止渴，祛风讱庵毒，散恶疮，补养阴气以消痰火若金，治虚劳如神，故有十大功劳之称恕轩。皆取苦凉，清热凉血之功也若金。

木槿日华

气味：甘，平，滑，无毒。

主：止肠风泻血，血痢，痢后热渴。

《诗》曰：颜如舜华。即槿花也。朝开暮落，犹仅荣一瞬之义。甘平而滑，故能润燥。色如紫荆，故能活血。清热滑利，治带下②时珍，止血除痢。以余热在经，津液不足也石顽。

皮，同功时珍。

密蒙花《开宝》，气味甘平，治目中翳障《圣济》，眵泪羞明守真，润肝燥好古。

柞枝《嘉祐》

气味：苦，平，无毒。

主：黄疸。

此木坚忍时珍，性专利窍祛石顽。苦燥湿，寒胜热，下走利窍，催生，则湿热皆从小便祛矣若金。

凿柄木屑，名千槌花，治难产、噎膈，取其开凿孔窍之义

① 枸骨：原作“狗骨”，多作“枸骨”，故改。

② 下：原缺，据《本草纲目》第三十六卷“木槿”补。

也石顽。

枫实《赵拾遗》

缺

主：通九窍，逐水。

其性大能通十二经穴，故有九孔子、路路通之名。搜逐伏水，除湿舒筋，治经络挛拘，周身痹痛，一身肿胀恕轩。

石南下品

气味：辛、苦，平，无毒①。

主：养肾气，内伤阴衰，利筋骨皮毛。

石南生于石边，向南时珍，得火金之气，凌冬不凋。足具水中之阳，本水中之原，以畅春木生化之用。益肾中阴气若金，为风痹肾弱要品时珍，故名风药，能祛风也毛文锡。女子久服思男，阴气盛而趋阳以化，则风化得其正而风眚平矣若金。

木棉《纲目》

气味：甘，温，无毒。

主：血崩金疮。

木棉有二种：似木者名古贝，似草者名古终。或云吉贝者，乃古贝之误也时珍。叶青花黄茎赤，绵白子黑。其头主解鸦片毒对仙。

花，形如鹅毛中细丝缠延寿，故能止血时珍。辛温入络天士，故发风寒，痧疹不出仲淳。

壳，可治膈食膈气恕轩。

子，味辛性热，补虚暖腰。治损伤，肠红，血淋，白带，

① 无毒：《本草纲目》第三十六卷“石南”作“有毒”。

中风㖞斜，痫疾，疬串，便毒恕轩，梅疮石顽。凡血症，妇人经病，带下崩淋，醋炒七次用《集听》。

裈裆《拾遗》，裈亦作裩，亵衣也时珍。烧灰，用浊败之物斗保治阴阳易病仲景。取其通散，导阴气，使所易之毒从阴窍而出，同气相求之义耳斗保。

枸杞上品

气味：苦，寒，无毒。

主：五内邪气，热中消渴，周痹风湿，坚筋骨，耐寒暑。

《诗》曰：南山有枸、杞。枸，曲木也善。杞字从己，秉阴己之土气也步青。其子甘美如饴机①，赤色多液孟英，形质滋腴石顽，能益阴血，补精神、气血、津液之耗伤柳洲，轻身益气机。五内为藏阴之地，阴虚则有邪热天士，益阴生液则热除渴止，痹行风定元犀。质润味厚，峻补肝肾卫任督脉之精血，精得补益，水旺骨强，而肾虚火炎、热中消渴、血虚目昏、腰膝周痹悉愈，而无寒暑之患矣石顽。益阴又能化阳，化阳还以益阴若金。所谓精不足者，补之以味也《经文》。谚云：去家千里，勿食枸杞。甚言其益精之速耳弘景。心肾交补，以肾字从坚，补之即所以坚之，故坚筋骨元素。凡气喘吸促柳洲，根蒂欲离者，可用两许，殊胜他味。即气液两亏，不能峻补，此药续其一线生机，每多获效。推而广之，可以养心营，可以润肺燥，可以缓肝急，可以补脾阴孟英，助君火之神出于血脉之中隐庵，其用多矣，宜易名“小复脉汤”孟英。赞曰：夜吠之根，膏腴上融，并蘖灵化，皓首成童竹懒。上品功能甘露味，还知一勺可延龄禹锡。

---

① 机：原作“玑”，当为陆机，下同。

根，名地骨皮，地为阴，骨为里，皮为表杲。以其根在下，能资肾家真水，以其皮，能纾肺叶焦枯，凉血凉骨，利便退热绮石。真阴中有火，自相蒸灼，热而有汗者宜之若金。退内外潮热二允，热气伤阴即为邪气，邪伏于中则为热中，热中[①]则津液不足，内不能滋润脏腑而消渴，外不能灌溉经络而周痹。苦寒清热石顽[②]，甘润生津滋补，兼能退热仲淳。泻肾火，降肺中伏火好古，清志中之火以安肾韵伯，以其入土最深也鞠通。

五加皮上品

气味：辛，温，无毒。

主：心腹疝气腹痛，益气疗躄[③]，小儿三岁[④]不能行，疽疮阴蚀。

五叶交加，故名五加时珍。因除风痹，故呼追风使者中立。色备五行，叶花五出，乃五车星[⑤]之精也慎微。其根皮气味辛温，为风湿痿痹、壮筋骨、助阳气要药时珍。疝气腹痛，躄不能行，疽疮阴蚀，其温补下元，壮筋除湿可知石顽。即阴痿囊湿，小便余沥，腰疼脊痛，脚痹风弱弘景，骨节拘挛大明，皆其义也石顽。补肾坚骨隐庵，宁得一把五加，不用金玉满车士固。以得五数之精，为治病养正之上药隐庵。元阳得畅，真阴能化，而生化之源不竭，岂得与他驱风除湿者可例论乎若金？

① 热中：原文为“中热”，据《神农本草经读》卷二“枸杞”乙正。

② 石顽：当作“修园”，前文见《神农本草经读》卷二“枸杞”。

③ 躄（bì，闭）：跛脚。

④ 三岁：原作“五脏”，据《本草纲目》三十六卷“五加”改。

⑤ 五车星：亦称五潢星，位于二十八宿之毕宿，共有五颗星。

金 部

金《别录》

气味：辛，平，有毒。

主：镇精神，坚骨髓。

五金黄为之长，久埋不生衣，百炼不轻，从革不违。生于土《说文》，故字从土，左右注，象金在土中之形时珍。秉中宫阴己之气《太清法》，得西方从革之行《说文》。故气味辛平，且能镇定，可肃妄炎步青，性能制木时珍，主镇惊，安精神，坚骨髓。而惊痫邪气之治，以其肃杀之气，而受制者风木耳。所治惊痫上气珣，乃风之淫气，然亦本于肺金之虚，致肝木侮其所不胜，用此以助肺之虚，而肝木自平，非此味之功专于肝也。其治伤寒肺损而吐血者，阳不能为阴之政，而阴无以主也，然则谓补肺之阳可矣若金。

箔，为镇心安神之用，制木而为木之主，即能镇心，心肝为子母脏也仲淳。

银《别录》

气味：辛，平，有毒。

主：定心神，止惊悸，除①邪气。

银，白金也《说文》。秉西方辛阴之神《太清法》，故气味辛平，色白属肺好古。其主治是平肝镇怯之义时珍，结精为质，其性刚戾《太清法》。治胎动不安自明，乃镇心安神之用也石顽。

---

① 除：原脱，据《本草纲目》第八卷“银”补。

铜《唐本草》

气味：辛，平，微毒[①]。

铜，赤金也《说文》。铜与金同，故字从金、同时珍。秉东方乙阴之气《太清法》，气味苦平。金能制木，可息内风，治火动风生惊痫瘛疭孟英、风热之病石顽。

自然铜志，其色如铜，不从矿炼，故号自然。秉土金之气以生仲淳，乃散血止痛、破积聚志、消瘀血、续筋大明接骨之神药仲淳。

铁落下品

气味：辛，平，无毒。

主：风热恶疮，疡疽疮痂[②]，疥气在皮肤中。

铁，黑金也《说文》，截也，刚可以截物也时珍。落，是烧铁之皮甲落者，乃铁之滋液，黑于余铁，故又名铁液恭。气味辛平，于五金属水。秉金气而治风，得水气而除热隐庵。恶疡等疾皆肝心火热所致，辛寒能除二经之风热也石顽。有病怒狂者，生于阳也。阳气者，暴折而不决，故善怒。饮之以铁落饮者《内经》，以其性直行下降晋三，下气疾速《内经》。用其槌出之花，庶得外走经络，开结于木火之中晋三。借金以制木时珍，质重以坠阳，故治肝阳之怒狂晋三。肝经相火之逆，为痛为厥者，用此镇而制之西园，则知坠热开结有神也时珍。

铅丹下品

气味：辛，寒，无毒。

---

① 微毒：《本草纲目》第八卷“铜”作“无毒”。

② 痂：原脱，据《本草纲目》第八卷“铁落”补。

主：吐逆胃反，惊痫癫疾，除热下气。粉，主伏尸毒螫①，杀三虫。

铅易沿流，故谓之铅。秉北方癸水之气，阴极之精，其体重实，其性濡滑②，其色青黑，其味甘寒，内通于肾时珍。凡遇阴火上冲，真阳暴脱东逸，阴阳将离仲淳，气喘痰鸣之急症东逸，得兹镇坠阳气，则阳火归原，使火入阴中仲淳，故又降阴火，甚捷石顽。解金石药毒者时珍，无过先天生气，土中冲气，此兼有之，故为解诸毒之首药仲淳。

铅丹，乃熬铅所作弘景，木金水之精，得火气而变赤隐庵，有灵通变化之神仲淳。止吐逆胃反，取其性重以镇逆满也石顽。治惊痫者，坠心经浮越之阳，借少阳之枢转出于太阳，即从兹收安内攘外之功晋三，故亦能截疟松峰。主癫疾者，乃收敛神气无已，则水火相济也隐庵。阳得所归则火降，阴行其化则水升，水火之气和，而气血亦和，此所以能除热下气也若金。

铅粉，亦铅为之志，变黑为白时珍，从阴出阳，故主伏尸毒螫隐庵。杀三虫者，取铅性重，以镇摄其邪也石顽。涂梅则不酸不敛以智，涂木瓜则失酸，盖受金之制也宗奭。至瘕疮弘景积聚，即阴气凝结之所致，此根至阴而有变化，故奏效如神若金。

石　部

丹砂上品

气味：甘，微寒，无毒。

主：身体五脏百病，养精神，安魂魄，益气明目，杀精魅

---

① 螫（shì 是）：毒虫或毒蛇咬刺。

② 滑：原作“润”，据《本草纲目》第八卷“铅”改，义胜。

邪恶鬼。

丹乃石名，其字从井中一点，象丹在井中之形。后人以丹为朱色之名，故呼朱砂。秉午火之气而成，体阳而性阴，故外显丹色，内含真汞。其气不热而寒，离中有阴也。其味不苦而甘，火中有土也时珍。生于土石之中，乃资中土，而得水火之精。从中土而达五脏之气，出于身体，则百病隐庵皆可用，无所禁忌。此精气所结之物灵胎，由内所蕴之水以归火，而火应水以下藏；由外显之色以召水，而水应火以上际。水火既济，是用养神而益心，即以养精而益肾若金。具光明之体，色赤通心。重能镇怯仲坚，安定神明，则精气自固，水火既济，则金木得平，而魂魄自定仲淳。寒能胜热，甘能生津，纳阴火之浮游，益上焦之原气仲坚。益目中心脏之精灵胎，故又明目天士。夫赤为天地纯阳正色灵胎，象合离明隐庵。阳能胜阴，正能胜邪修园，明能辟阴幽，所以杀精魅邪恶鬼也天士。其质坚重，故又有镇坠气血灵胎、阴浊之能禹载。于造化者，于心最切若金。保护心主，心主令行，则逆者感化而效顺元犀，有不由心而收精神魂魄之益者哉！益而身体五脏百病皆治若金，则杀精魅之怪，邪恶之鬼隐庵，皆在斯矣若金。赞曰：外包八石，内含金精，秉气于甲，受气于丙，出胎见壬，结块成庚，增光归戊，阴阳升降，各本其原，自然不死。气衰血败，体竭骨枯，八石之功，稍能添益，保命安神，长生久视，鬼神寻求，莫知所在青霞。观此可征其辟恶安神矣《道书》。

磁石中品

气味：辛，寒，无毒。

主：周痹风湿，肢节中痛，不可持①物，洗洗酸消，除大热烦满及耳聋。

慈石取铁，如慈母之招子也藏器。石之不慈者，不能引铁时珍。慈之吸铁，互为嘘吸，无情之情，气相感召，所主之症，皆可类推，亦属假借子由。色黑味辛气寒，盖秉金水之精气而生。周痹者，在于血脉之中真气不能周也。此启金水之精，通调血脉隐庵，引肺金之气下达肾中，使大气周流惺庵，故能治之。风湿肢节中痛，不可持物，酸消者，此乃肝肾气虚，风湿客于荣卫之间，使气血不能周养故也《鸡峰》。此能吸铁，故可补肾。肾主骨，故坚筋壮骨。肾属冬，冬主收藏，故能收敛筋骨中之正气灵胎。辛可通痹石顽，重可去怯之才，散之镇之则邪退而肢节安和矣石顽。大热烦满，气寒壮水，质重降浊，所以主之天士。及耳聋者，乃肾虚耳聋，即目昏，亦可用之宗奭。以其入肾，镇养真精时珍，收散失之神。性能吸铁，吸肺金之气，归藏肾水又原。又治逆上之气，以其重能达下。性主下吸，又能制肝木之上吸也嘉言。既交心肾晓澜，乃水济其火，阴交其阳隐庵，既交其阳，又能重镇补水，为上实下虚之圣药也晓澜。

石英上品

气味：甘，微温，无毒。

紫者，主心腹咳逆邪气，补不足，女子风寒在子宫，绝孕十年无子。白者，主消渴，阴痿不足，咳逆，胸膈间久寒，益气，除风湿痹。

英，亦作瑛，玉光也锴。此石之似玉而有光莹者也时珍。秉中土阳气以生，故气味甘温仲淳。紫为赤黑相间之色若金，似

---

① 持：原作“视”，据《本草纲目》第十卷“慈石”改。

坎离交会子由。盖坎中有离，则阴得阳以化；离中有坎，则阳得阴以裕。是水合于火而气生，火合于水而气化，所谓坎离交会也。能生即能化，能化即能生，是物具水火合和之神机。其所谓补不足者，正补先天合和之气耳。分阅三焦主治，在上则若金补心血而降气灵胎，故主心腹咳逆上气，补心气，定惊悸弘景。在下则填下焦若金，镇冲脉，兼以包固大气之散越天士。疗子宫风寒，无子。子脏属冲脉血海，风寒入于其中，他药所不能及此。色紫入血分，体重能下达，故能入冲脉之底，治风寒妨孕。温能散寒驱风灵胎，兼散浊阴留结也石顽。心生血，肝藏血《内经》。其性暖而补，故心神不安，肝血不足者宜之时珍。紫色入阴，故主治冲脉血海，功多在下修园。

白为金色修园，质可入肾，色可入肺，中含火气可逐寒，故主肾气不周于胸而消渴，天癸枯竭而阴痿不起及不足，肺不容平而咳逆上气，气无主帅而痹闭不舒，火失修容而胸膈久寒等症子由。观此，则功专于肺无疑石顽。

雄黄中品

气味：苦，平，寒，无毒。

主：寒热，鼠瘘恶疮，疽痔死肌，杀精物恶鬼邪气百蛊毒，胜五兵。

生山之阳，是丹之雄，所以名雄黄也普。纯阳之精石顽，得阳气之正，而味始辛后苦，是阴之归于阳也。其色若金如鸡冠而弘景明彻恭有光，又阳之化乎阴也。所主寒热鼠瘘，恶疮疽痔，皆戾气之病于血者，遇正阳之气而自化。推之死肌若金鼻息，暨绝筋破骨弘景，亦因正阳之气以归真阴。更有百虫蛇虺之必辟，固以气相制伏之理。至于精物邪魅，皆幽阴之气不化若金，此得正阳之气，能化幽阴邪气也时泰，凡此皆阴邪恶浊之病也。胜五兵者，功倍五毒之药也石顽。诗曰：暑毒在脾，湿气连脚。不泄则痢，不痢则疟。独炼雄黄，服之安乐洪迈，故治疟鼓旌阳泄痢诸疾。协于同气之阴阳，则相合而化以为理，值于戾气之阴阳，即以其化而理者，并化其戾气，化其戾而解毒者矣若金。

石膏中品

气味：辛，寒，无毒。

主：中风寒热，心下逆气惊喘，口干舌焦，不能息，腹中坚痛，除邪鬼，产乳金疮。

其固密甚于脂膏，故得名耳丹溪。质坚色白，辛甘而寒，纹理似肌腠，坚白若精金，禀阳明金土之精，为解阳明隐庵经热之药石顽。辛能解肌热，寒能清胃火，甘能生津液斗保。首主中风，其义云何？曰人生有形，不离阴阳，阴不足而阳有余，即谓风之淫，兹味之阴有余者，正其对待阳有余之症而治其风淫也若金。寒热暍病，大汗大渴《伤寒论》，而心下逆气惊喘，则已传阳明矣，阳明热则喘而悗①也天士。能化亢阳之淫气而静其风，更能散风化之戾气而除其热时泰。口干舌焦，不得息，乃热留而不散，致消烁真阴若金，阳明津液不能上输于肺，肺之清气亦复下②降时珍。非此质重者降天气而行治节元犀，且保津液，不能息③酷烈之焰而置清冷之渊若金。邪热结于腹中则坚痛石顽，阳明热结则妄言妄见，若邪鬼附之天士。直入胃经，退其淫热师愚，可以统治。即产乳亦是郁热蕴毒，故可用辛凉以

---

① 悗（mán，蛮）：烦闷。《灵枢·五乱》：“清气在阴，浊气在阳，营气顺脉，卫气逆行，清浊相干，乱于胸中，是谓大悗。”

② 下：原作“不”，据《本草纲目》第九卷“石膏”改。

③ 息：原脱，据《本草述》卷之五“石膏”补。

解泄石顽。外掺或煅用①，又能愈金疮之溃烂也修园。

滑石上品

气味：甘，寒，无毒。

主：身热泄澼，女子乳难癃闭，利小便，荡胃中积聚寒热，益精。

其性滑利窍，其质又滑腻，故以名之时珍。秉中土冲和之气，行西方清肃之令，秉秋金坚重之形韵伯。寒能胜热，甘以和胃仲淳。含天乙之精，具流走之性韵伯，能上清水源，下通水道。热散则三焦宁而表里和，湿祛则阑门通而阴阳利时珍，身热除而泄澼愈。乳亦水类，此利水润窍，故有通乳、利小便之功灵胎。谓其荡胃中积聚寒热也，盖坚贞之性，本属坤贞，柔腻之质，又得坤柔，以为滑利，所以奏功若此若金。解中暑、疫疠守真，以由质而化气，俾湿祛则中土得司运化之职，上至于肺以生②金，还降入胃以行水，水化则九窍六腑津液通若金，邪热从小便而泄矣韵伯。肺阴下降，则心火降。湿行而水道分，脾肾胥受其益，即所云益精气者也若金。

海石日华

气味：咸，平，无毒。

主：消积块，化老痰丹溪。

江海细沙、水沫凝聚，结成时珍 为海石。色白而体轻虚，一名浮石中立。此皆去③柔脆，变为坚刚也《抱朴子》。色白体

---

① 煅用：按《神农本草经读》“石膏”：“今人畏其寒而煅用，则大失其本来之性”，可见陈修园反对石膏煅用。

② 生：原作“清”，据《本草述》卷之五“滑石”改。

③ 去：原作“具”，据《本草纲目》第九卷“浮石”改。

轻，其质玲珑，肺之象也。气味咸寒时珍，能软坚也丹溪。清金降火，消积化痰中立，消瘿、结核、疝气、老痰时珍，非本来沉痼之疾。即此品水气之偶结，似石而甚轻虚，还不离于浮沫之气者，取其结之出于偶然，而散之还即以其偶然，固借气以为推移耳若金。

赭石下品

气味：苦，寒，无毒。

主：鬼疰贼风蛊毒，杀精物恶鬼，腹中毒邪气，女子赤沃①漏下。

赭，赤色也时珍。铁之精也，其色青赤，气味苦寒，乃木火之化隐庵。首主鬼疰贼风，乃元气虚怯之患，以此若金镇虚怯宗奭，则肝之惊风自平。何以能之？盖此物一名铁朱，本金气之化，而色赤则从火，是金火合德以畅卫而达营，即木之所以得媾于金而风平者，不仅以金制木也。一名血师，而生血却在此，心肺合而气盛，气盛则血生，俾清中之浊入胃至脾②，而肝乃得司其藏血之职也若金。杀蛊毒，精物恶鬼，腹中毒邪，即所以治鬼疰贼风也隐庵。即女子赤沃漏下，亦属风木之病。风脏即血脏，血之不获宁谧者，多本脏风木摇之耳。此镇浮而平风，则血不溢，是固然之化机也，但先气而及血，故疗诸血症者，独举崩漏，以女子之血患为多也若金。治噫气不除《伤寒论》，取重镇坠下，使恋阳留滞之阴降而下达时乘。镇离火，不使其上腾元犀，且赖以镇纳诸气也修园。明于此，则由气而及血诸症若金 皆可用，以收敛血气也石顽。小儿惊气入腹弘景，亦

---

① 赤沃：即赤带，带下有血，妇人阴道内流出赤色黏液。

② 脾：原作“肺”，据《本草述》卷之五“代赭石”改。

风木之病若金，取重以镇之也石顽。

礞石《嘉祐》

气味：甘，咸，平，无毒。

主：积不消，留滞宿食。

其色蒙蒙然，故名礞石时珍。禀石中刚猛之性仲淳，其味咸平，其性下行时珍，则能迅扫老痰隐君巢穴、浊腻之垢，而不少留，此滚痰之所由，神也讱庵。

硝上品

气味：苦，寒，无毒。

主：五脏积热，胃胀闭，涤祛蓄结饮食，推陈致新，除邪气、百病，除寒热邪气、逐六腑积聚，结固留癖，能化七十二种石。

硝，本作消《正字通》。此物见水即消，又能消化诸物，故谓之消。本体未化，故谓之朴志。其上有芒、有牙，故又有芒硝、牙硝之称时珍。秉至阴极寒之气仲淳、地水之精，不得天气，故遇火不焰修园。味咸而云苦者，以咸极而生苦也灵胎。生于斥卤之地，乃水土合德以立地，其气蒸上而出者也。水为至阴，土为太阴，主五脏积热，能入阴分以逐阳结。既走阴分而取以化阳毒者，缘阳邪结于阴分而不散，则能蚀真阴若金。致胃腑邪热胀闭不通隐庵，此咸寒润下，荡涤肠胃实热蓄结时珍。至饮食蓄积于肠胃天士，亦惟此荡涤肠胃之积滞也时珍。热淫于内，治以咸寒《内经》，坚者以咸软之，热者以寒消之无己，不出推陈致新之妙用石顽。除邪气者，乃无坚不破，无热不荡，无结不散，无积不推之谓仲淳。

风化硝，悬于风中，吹祛水气，轻飘白粉。甘缓轻浮，故治上焦心肺痰热风热而不①泄利时珍，驱经络之痰湿石顽。

元明粉，乃用水煎化，泥固升炼。元，水之色；明，莹彻也时珍。中有甘草，缓其咸寒之性石顽，退膈上痰热毒大明，胃中实热，肠中宿垢明之，皆软坚散结②之功也仲淳。

硝石《本经》，以其消化诸石，故名硝石志。乃天地至神之物弘景，其本水也，其标火也，遇水则化为水，遇火则升为火，体最清而用最变灵胎。其性上升剽悍时珍，疾趋病所目南，破结散坚时珍。治诸寒热交错百病，升散三焦火郁，除寒热邪气，逐六腑积聚，结固留癖。此质重性轻而能透发郁结，故遇积聚等邪，无不消解。石属金，此遇火亦变火，故一名焰硝、火硝。火烁金，故能灵胎柔五金，化七十二种石《抱朴子》。

硼砂日华

气味：甘、咸，微寒，无毒。

主：消痰破结。

崩，毁也《玉篇》。此能崩化金石，故字从朋。味甘③微咸，能柔五金而去垢腻，治噎膈④积聚，骨鲠⑤，阴㿉⑥，取其柔物也。治痰热目翳，取其去垢腐而生肌也时珍。

凝水石上品

气味：辛，寒，无毒。

---

① 不：原作“兼”，据《本草纲目》第十一部“风化消”改。

② 结：原缺，据《神农本草经疏》卷三“玄明粉”补。

③ 甘：原作“苦”，据《本草纲目》第十一卷“蓬砂”改，与气味合。

④ 膈：原作“隔”，通“膈”，下同。

⑤ 鲠：原作“硬”，据改同上。

⑥ 㿉（tuí，颓）：阴病。《本草纲目》第三卷“疝㿉”：“腹病曰疝，丸病曰㿉。”

主：身热，腹中积聚邪气，皮中如火烧，烦满，水饮之。

生于积盐之下时珍，盐精渗入土中讱庵，秉水气而凝若金。其气大寒，其味辛咸时珍，色白。由肺直达下焦，以助肾之真阴不为阳光所劫元犀。除有余邪热仲淳。主腹中积聚，咸能软坚也。身热皮中如火烧，咸能降火也。治烦满水饮①，总取咸寒降泄之用也石顽。

太阴元精石《开宝》，秉太阴之精时珍，其形六出，象老阴之数仲淳。阴之极然后生阳，此阴阳之元机。故其用多主归气于肾，以其同于至阴而有阳也，至阴之所归而阳随之，所以治上实下虚，大是妙剂若金。

花蕊石《嘉祐》

气味：酸、涩，温，无毒。

主：妇人血运恶血。

石有花点，色黄如蕊宗奭。味酸辛温仲淳，功专止血时珍。凡人不属阴虚而患血逆者，应有瘀血，用此以化为止若金。而酸敛之气，复能化瘀仲淳为水，又能下死胎，落胞衣，祛恶血，恶血化，则胎与胞无阻滞之患时珍。妇人血运乃恶血上薄，恶血消去，则运自止矣仲淳。治暴涌吐血可久，脚气冲心兰陔，以其性温，善散瘀结。导阴凝之血，以膈上有血，化为黄水，即时吐出，或随小便出，甚效石顽。

石硫黄中品

气味：酸，温，无毒。

主：妇人阴蚀，疽痔恶血，坚筋骨，除头秃，能化金银铜

① 烦满水饮：原作“满烦饮水”，与主治合。

铁奇物。

此秉纯阳石火之精气而结成，性质通流，色赋中黄，故曰硫黄。赋大热之性，能补命门真火不足时珍。石属阴而火属阳，寓至阳于至阴，故祛阴分中寒湿之疾。其气旺而性暴，故又能杀诸虫而杀灵胎邪魅大明。以阳燧为体，流动为用，气秉火温，味兼木酸。盖木从火得若金，即《易》“风自火出”之谓耳。主阴蚀疽痔及恶血为眚，无以奉发美毛，正骨柔筋[①]者，悉属阴凝至坚，对待治之子由。遇火即焰隐庵，火克金，故能化金银铜铁奇物，为七十二石之将，故号将军时珍。功能破邪归正，返浊还清，提出阳精，消阴化魄好古，盖亦救危之妙药也时珍。

石脂上品

气味：甘，平，无毒。

主：黄疸，泄痢肠澼脓血，阴蚀下血赤白，邪气痈肿，疽痔恶疮，头疡疥瘙。五色者，各随五色补五脏。

石中之脂也。膏之凝者曰脂，性黏固涩，兼体用而名也中立。为少阴肾脏之药，甘平隐庵。得金土杂气以成，故湿[②]土质而有燥金之用，故得收敛之性灵胎。涩可祛脱之才，下后虚脱非涩剂无以固之仲淳。观所主之症，皆精血脱泄石顽，久则下焦虚脱，滑不闭藏。此仲淳 生于石中，得少阴水精隐庵而凝为脂若金，体重而涩，直入下焦阴分仲淳，收其涣散之气若金，故为久痢、泄澼之要药仲淳。赤入血分，白入气分时珍，五色性治略同，而所补之五脏各异灵胎。

---

① 筋：原作“金”，据《本草乘雅半偈》第六帙“石硫黄”改。

② 湿：原作“温”，据《神农本草经百种录》卷二“赤石脂”改。

石钟乳上品

气味：辛、甘，温，无毒。

主：咳逆上气，明目益精，安五脏，通百节，利九窍，下乳汁。

石之津气，钟聚成乳，滴流成石①，故曰石钟乳时珍。乃金之液也，气味甘辛温，色白，故其功专于补肺。以其下垂，故能下气灵胎，则气得归原而咳逆愈，五脏安，精自益，目自明。以其中空，故通窍百节。与乳为类，故能下乳汁也灵胎。

云母上品

气味：甘，平，无毒。

主：身皮死肌，中风寒热，如在车船上，除邪气，安五脏，益子精，明目。

此石乃云之根，故得云母之名时珍。云者，地气上升，欲为雨而未成雨也。肺属金在上，为人身水原，与云为类，故为肺金之药灵胎。详其性升，应有甘温助阳之力，故能正一切阴邪不正之气。主身皮死肌，以其能辟除阴毒也。其中风寒热、如在车船上，以其能镇摄虚阳石顽。兼入阴分，逐邪外出于表晋三。益子精、明目，以其能使火气下降，火降则水升，既济之象也仲淳。

阳起石中品

气味：咸，微温，无毒。

主：崩中漏下，破子脏中血，癥瘕结气，寒热腹痛，无子，

---

① 滴流成石：原作“滴流如石”，据《本草纲目》第九卷“石钟乳”改，义胜。

阴痿不起，补不足。

以能命名也时珍。秉日之阳气以生，天上阳火之精也灵胎。置于雪中，倏然灭迹天士。得火不燃，得日而飞灵胎。气味咸温，主崩中漏下，阳衰不能统阴也。又言破子脏中血，癥瘕结气，是指阴邪蓄积而言石顽。寒热腹痛，贞下起元，阴阳和而寒热除，腹痛止矣天士。补命门不足，起阴痿，暖子宫若金，则生息繁矣天士。

太乙禹余粮上品

气味：甘，平，无毒。

主：咳逆寒热，烦满，下赤白，血闭癥瘕，大热。

本名白余粮，石中有细粉如面，故曰余粮时珍。太乙即太一，气之始也。块然独存而无所不存，故能镇定中黄①，敦艮之止②，对待肺金不能收敛下降而致咳逆。若血闭癥瘕者，气不呴③运也。漏下淋漓，赤白，气不收摄也。此能令元气屈曲而出，使凝闭漏下者，不得不随之煦运抑扬。气味甘平而寒，得水土之精气，对待火热及水土之浊邪，聚为寒热、烦满，或肾形无坚固之性，致洪水泛溢者子由，具水流土止生化离合之精气若金。质类谷粉而补脾土，所以谓之粮修园。色黄入戊，实胃涩肠韵伯。重以镇痞逆，涩以固脱泄石顽。诗曰：下焦有病人难会，须用余粮赤石脂知先。以能相合而成镇固之功若金。

矾石上品

气味：酸，寒，无毒。

---

① 中黄：古指人体横膈膜。

② 敦艮之止：如厚重的山一样静止不移。艮，八卦之一，卦象为山。

③ 呴（xǔ 许）：哈气。原作“煦”，据《本草乘雅半偈》第一帙“太一余粮”改。

主：寒热，泄痢白沃，阴蚀恶疮，目痛，坚骨齿。

矾者，藩也，藩篱之谓。如纸既矾则不受尘垢也晋元。其味涩而云酸者，涩即酸之变味，收敛与酸同也灵胎。专收湿热，固虚脱，故主寒热泄痢。盖指痢久不止，因发寒热而言。其治白沃阴蚀恶疮石顽，清浊混淆交肠诸症仲华，取其涤垢石顽解毒、燥湿收涩之用时珍。用以洗之，则治目痛石顽，脚气冲心仲景。内服能防毒气内攻，护膜迅，护心景岳，即坚骨齿之义石顽。

戎盐下品

气味：甘、咸，寒，无毒。

主：明目目痛，益气，坚筋骨，祛蛊毒。

此从西戎来若金，秉至阴之气，凝结而成石顽。其色青赤，其味甘咸时珍，首主明目，是助心神，益肝血也隐庵。目痛，是热淫于内，治以咸寒也。益气，坚筋骨，皆补肾而石顽引火下行孟英，且疗诸血症弘景。以子孕于母气，借元阴之气和阳而归之阴也，如治聋鸣眩运；用以至阳根于至阴也，如治白淫；和阴使为阳守也，治遗精；成元阴之本以和血也，治肾劳淋沥若金。小便不通仲景，取其补肾利膀胱也。又言祛蛊毒者，咸能软坚，蛊毒邪气不能浮长矣石顽。

大盐下品

气味：咸，寒，无毒。

主：肠胃结热，喘逆，胸中病，令人吐。

天生曰卤，人生曰盐《尔雅》。盐字象器中煎卤之形时珍。辛甘酸苦，皆寄草木，独咸寄于海水《泰西》。水生咸，是盐之根原也时珍。海水不冰者，海水咸也，故曰咸生于火也《泰西》。

惟其属火，故生物遇之则死，盖体润而用燥之物也。且咸能软坚，咸能燥湿。试观燥物遇咸则润，故盐能烂铁，是软坚也；湿物遇咸则燥，故盐能干液，是燥湿也。但秉衡润下作咸《洪范》，虽属火，而性下行，虚火上炎者，服之即降，故为引火归原之妙品秉衡。咸走血，咸先走肾，心虚以咸补之《经文》，是相胜乃以相济也若金。所主肠胃结热，皆热邪固积，取咸软[1]坚祛实。治喘逆，以其能下气也石顽。胸中病、霍乱，以涌泄为功也若金。化瓜积诜，治脚气，燥湿而解水毒也石顽。色白者良孟英。

① 软：原缺，据上下文意补。

卷　八

禽　部

鸡上品

气味：甘，微温，无毒。

主：女人崩中漏下赤白沃，通神明，杀恶毒，辟不祥。头，主杀鬼。膍胵①，微寒，主泄痢。屎白，主消渴，伤寒寒热。

鸡者，稽也，能稽时也铉。属巽而动风，外应于木，内通乎肝，得阳气之最早。故先寅而鸣，鸣必鼓翅，火动风升之象石顽。在支属酉，在星应昴，而身轻能飞，其声嘹亮，于五音属商，乃得金气之清虚者也。五脏之气，木能疏土，金能疏木，鸡属金，能疏达肝气，本血肉之物，性不克伐而调养肝血也灵胎。能食百虫，制之以所畏，治蜈蚣、蜘蛛之毒时珍。丹雄鸡得离火阳明之象弘景，白雄鸡得庚金太白之象，故辟邪恶者宜之；乌雄鸡属木，乌雌鸡属水，故胎产宜之；黄雌者属土，故脾胃宜之；乌骨者，得水木之精气，故虚热者宜之，各从其类也时珍。在卦属巽补肝，尤妙在乌骨益肾，变巽归坎，甲癸同源，兼滋冲任石顽。兑见，巽而伏，合而绎之，是风木为土之主而效金之用。人身脏腑之病，由脾胃以行气于三阴三阳，土得木主而木为金用，则中宫运化之气，无不宣畅而盈溢，即所谓补虚羸可也若金。崩中漏下赤白沃，补脾②疏肝也，补中虚，

---

① 膍胵（pízhì 皮至）：牛胃，又鸟胃。

② 脾：原作“肺”，据《神农本草经百种录》“丹雄鸡”改。

止血，滋养血脉之功也灵胎。至清至高，发痘最佳仲淳。东南之人，肝气易动，动则生痰、生火，病邪得之为有助也石顽。

头得清肃①之气而头为之会，故杀鬼、辟不祥灵胎。

膍胵，里黄皮，一名鸡内金。膍胵，鸡肫也时珍。鸡食砂石亦能消化，故治食积不化灵胎。亦取中土之脏，得木为主，而木随为金用也若金。性能杀虫磨积，即鸡之脾，能复脾之本性鞠通。宣通大肠之气，以不溺而矢②干易下孟英，故治食积腹满、反胃泄利之病石顽。脾脏独受三阴具足之气，故小便遗失、淋沥茎痛亦治之若金。

矢白，鸡之精也隐庵。善食不饮，其肠胃不能容水，故主消渴灵胎、胀满岐伯。伤寒寒热者，治伤寒有食邪之寒热也灵胎。下气消积，通利二便时珍。风木制化土气，阳明燥合太阴隐庵。属巽不溺而矢干，治霍乱转筋，取其胜风湿孟英。为浊中之浊，阴中之阴，直透至阴晋三，以领浊气下趋孟英。木为土主，土木交互为用，金木互为化之元机。白正木为土主，更为金用，以致脾脏转化为出者，故取为气戾血眚之治。为气血转化之权，抑木为金伏，即矢之用白，可觇其微义耳若金。

子黄，卵黄，象地，气浑性温③时珍。形不足者补之以味《经文》，故能补血，治下痢、胎产诸疾时珍。鸡为巽木，得心之母气，色赤入心，虚则补母，有地球之象，为血肉有情，生生不已，乃奠安中焦之圣药鞠通。秉生化最初之气，如混沌未分，则兼清浊为体。甘能缓火之标，凉能除热之本仲淳。救厥阴之阴以安胃气，救厥阴即所以奠阳明，救肺之母气元犀。镇

① 肃：原作“阳”，据《神农本草经百科录》“丹雄鸡”改。

② 矢：通“屎”。

③ 温：原作“平”，据《本草纲目》第四十八卷“鸡”改。

心安五脏，益气补血讱庵。镇定中焦，通彻上下，能息内风鞠通，安胎利产讱庵。且其正中有孔，能上通心气，下达肾气。其性和平，能使亢者不争，弱者得振；其气焦臭，故上补心气；其味甘咸，故下补肾鞠通。补血益阴，养冲、任、带三脉，故主崩中带下、一切虚损仲淳。

子白，象天，其气清，其性微寒时珍。甘润，利窍通声孟英。而清热时珍，升天之气化，举清阳之上浮，清清阳上浮之火，取其阳之最清者以散热，依稀乎从治之义，非取其性寒也若金。

抱出卵壳，煅服，治劳复颂，小便不通《圣惠》，饮停脘痛恕轩，取蜕脱之义也时珍。

壳中白衣，治久咳气结思邈。

血，主中恶腹痛，乳难弘景，解丹毒蛊毒，鬼排阴毒，安神定志时珍。

冠血，治中恶、诸毒时珍，起痘仲阳。

鸭《别录》

气味：甘，寒，无毒。

主：风虚寒热，水肿。

鸭鸣呷呷，其名自呼《禽经》，水鸟也时珍。利水，因其气相感也河间。气味甘寒，滋五脏之阴，清虚劳之热，补血行水，养胃生津，止嗽息惊孟英，补虚。逼火而生，唼①水而长，未出卵时，先得母气，故不惮冰雪，偏喜淫雨，而尾臎②膻浊，故群雌一彼③其气，皆得生化之机。温中补虚，利水扶阳，是其

---

① 唼（shà 歃）：水鸟、鱼类吃食貌。

② 臎：原作“翠”。翠，鸟尾部的肉，今作“臎”。《玉篇·肉部》：“臎，鸟尾上肉也。”

③ 彼：通“被（pī）”。被，覆盖，后作“披”。

本性石顽。黑嘴白毛，取金水相生时珍，白属西金，黑归北水仪洛，故肠胃久虚石顽，虚劳可久，热毒宜之时珍。绿头老者，治阳水暴肿焘，取通调水道之义石顽。

血，能补血石顽，解百毒弘景，杀虫时珍，解百蛊毒《广记》，治痢《摘玄》，劳伤吐血，热酒冲服石顽。

涎，治谷麦芒入喉，及小儿痉风反张，杀蚯蚓毒时珍。

通①，杀石药毒弘景。

肫衣，主诸骨鲠②时珍，螺蛳积孟英，取其消导也时珍。

鸽粪《别录》

气味：咸，平，有小毒。

主：破伤风。

破伤风入里之症，所郁之风已化热而伤阴，非可表散，是物转化而出，能从阴中化导其阳邪也若金，一名左蟠龙时珍。

雀《别录》

气味：甘，温，无毒。

主：起阳道，令人有子。

雀，短尾小鸟也，故字从小、从隹。隹，短尾鸟也时珍。用其卵，取阴阳静定未泄，利阴阳。以飞者主气，潜者主血，卵白主气，卵黄主血。雀乃羽虫，潜入大水为蛤隐庵。治气竭肝伤岐伯，以其甘温，能补气而补血隐庵益精也时珍。属阳性淫，故暖肾而强阴若金，为壮阳益气之助也日华。

白丁香，其矢也。苦温微毒，治水肿风疠、消癥祛翳弘景。以阳气所转化而出者，所主之病皆真阳气化虚乏以为病也若金。

---

① 通：鸭通，即鸭屎。

② 鲠：原作“硬”，据《本草纲目》第四十七卷“鹜”改。

伏翼上品

气味：咸，平，无毒。

主：目瞑痒痛，明目，夜视有精光。

身有翼而昼伏，故曰伏翼恭。其屎名夜明砂，乃蚊蚋乳石之余隐庵。得阴气之精者也，存肝经阴气之精，故主目病，以养肝血资目力也灵胎。盖蚊蚋至夜而出，其眼夜明，入于腹中仍不消化，则遇阴翳而能破除，由血化而致气化，故不为血气之阴邪所转若金。散恶血而明目讱庵，破血消积石顽，散内外结滞、血热气壅仲淳。能下死胎，攻蓄血，明矣师朗。治目翳盲障目疾，疟魅范汪，淋弘景带恭，瘰疬时珍皆用之石顽。以目入目，且能祛瘀散障也伯雄。

五灵脂《开宝》

气味：甘，温，无毒。

主：心腹冷气，五疳，辟疫①，血闭。

此寒号虫所遗也，其屎状如凝脂，受五行之灵气时珍。餐已而遗，遗已而餐，转展化导，故通利血气，能行且能止也，有阴化于阳，阳化于阴之妙，则风能调而血能和若金。浊阴有归下之功，兼能降火士材。通气脉，行血络，除风眚而杀虫时泰，逐疫而除蛇毒时珍。迅速入肝孟英，内走厥阴，外达少阳，以交阴阳之枢纽，受五行之灵气，利气而行血晋三。其气腥秽石顽，最能引瘀血秽浊之邪下降，以浊攻浊也孟英。

燕窝《经疏》

气味：甘，平，无毒。

---

① 疫：原作“恶”，据《本草纲目》第四十八卷“寒号虫”改。

主：虚劳吐血，止咳化痰。

燕，象形也，一名乙鸟，亦名玄鸟。乙，其鸣，玄，其色也。月令二月，玄鸟至信鸟也，故其肉不可食时珍。其窝是燕衔海粉或啖小鱼食仪洛，肉化而筋不化，并津液呕出，结为小窝，故曰燕窝仲淳①。得风日阳和之气，化咸寒为甘平石顽。大养肺阴，化痰止咳，补而能清，为调理虚损劳瘵之圣药仲淳②。一切病于肺虚不能清肃下行者，用此可治。开胃气，已劳痢，益小儿痘疹仪洛。能使金水相生，肾气上滋于肺，胃亦得以安。用以调补虚劳咳吐红痰，同冰杏煮食，往往获效石顽。以其养胃液，滋肺阴，润燥泽枯，生津益血，止虚咳虚痢，理虚膈虚痰孟英。润肺止咳，功等参苓《记闻》③。病后诸虚，尤④为妙品。力薄性缓，久任斯优孟英。

石燕，甘温，壮阳，益气，令人健力能食诜。

兽部

牛黄上品

气味：苦，平，有小毒。

主：惊痫寒热，热盛狂痓，除邪逐鬼。角鰓⑤：主闭血瘀

① 仲淳：当误，燕窝一味《神农本草经疏》未载。此句《本草从新》卷十六“燕窝”作《泉南杂记》语。

② 仲淳：当作“仪洛”，此句见《本草从新》卷十六“燕窝”。

③ 记闻：当为“宦游笔记”，《本草纲目拾遗》卷九“燕窝”：“宦游笔记：……润肺止咳，功等参苓。查浦辑闻：……”显系作者误作“查浦辑闻”语。

④ 尤：原作“久”，据《随息居饮食谱》“燕窝”改。

⑤ 鰓：原作“腮”。鰓，角或肉中骨。据《本草纲目》第五十卷“牛”改。

血疼痛，女人带下血崩，燔之酒服。

牛，件也《说文》。牛为大牲，可以件事分理也时珍。为稼穑之资，天子无故不忍宰，祭祀非天圣不敢歆，岂可妄杀乎杏云？其祭供之牛，用合诸药，不亵神余，又疗民病，最为两得谢城。余家世不食牛，奉祖训而守礼法，非有惑于福利之说也孟英。牛之有黄，牛之病也，犹狗之有宝①，羊之有哀②也。病在心、肝、胆之间时珍，受日月之精华隐庵，凝结成黄，故还能治心、肝、胆之病时珍。原从气血而成，混处气血之邪，借此破其蕴结天士。故木变风眚，有土气以归之，则风平。心火则土之母气，有土之子气以宿之，则母自趋子而火息若金。得日月之精，通心主之神，气味苦平，有阴寒之小毒，故主惊痫寒热。热盛狂痓，秉中精之汁，清三阳之热。除邪逐鬼，以受日月之精华也隐庵。解百毒而消痰热，散心火以疗惊痫仲淳。长于清心化热利痰，凉惊安神辟恶石顽，真世间神物也仲淳。

角鳃，本筋之萃而骨之余，乃厥、少血分之药时珍。益太阴之脾，燔而用之，可以和三阴之气。更借其坚凝上出者，疗精之下陷。观其所主，血之行止咸宜若金，升任督之气也元犀。

皮胶，一名黄明胶权，其色黄明时珍。一名霞天，以色名也若金。治吐衄下血，血痢血淋，胎动下血，活血止痛时珍。润燥利肠，有滋益之功，无利滑之患石顽。夫胃为水谷之海，胃病则水谷不能以时运化，羁留而为痰饮，壅塞经络则为结痰、老痰、积痰等症；阴虚内热生痰为偏废、㖞斜；留滞胸膈则为宿饮、癖块；随气上涌则为喘急、迷闷；流注肌肉则为结核。

① 宝：狗宝，狗的胃结石。
② 哀：羊哀，羊的胃结石。

斯物治脾胃所生之病，实能搜剔一切留结无遗，阴虚内热宜佐凉润之品仲淳。

洞，屎也，散热解毒利溲。故治时珍肿弘景、疸、霍乱、疳痢之疾时珍。

溲，主水肿腹胀，利小便也弘景。

涎，主反胃呕吐日华、噎膈危氏。

齝[①]草，即峠草，牛食而复峠出者。主止哕藏器，反胃霍乱滋，口噤风《圣惠》，取回噍之义，与涎同功时珍。

圣齑[②]，杀出肠胃中未化草也恂，治牛肉胀毒时珍。

乳，滋润补液，治血枯便燥，反胃时珍噎膈丹溪，气痢宝藏，消渴弘景，肉人怪病子益，蜒蚰入腹《圣惠》，蜘蛛疮毒《生生》，宜于血少无痰之人孟英。

血，主误吞水蛭《肘后》。

马蹄甲中品

气味：甘，平，无毒。

主：惊邪瘛疭，乳难，辟恶气，蛊疰不祥。

马，武也，其字象头髦尾足之形《说文》。观蹄主治，以马为火畜，同类相求，同声相应也时珍。

通，屎必达洞肠而出，故名通时珍。止渴，止吐血崩中弘景，中恶霍乱者。以其性刚善走时珍，在卦为乾《易》，而浊阴所结，其象圆，其性通，故能磨荡浊阴之邪鞠通。燥湿降浊孟英，仍出下窍，以浊攻浊，治绞肠痧腹痛欲死瑟庵。一切马咬，

---

① 齝（chī 痴）：牛反刍。

② 齑（jī 击）：捣碎的姜、蒜等菜或肉。朱敦儒："自种畦中白菜，腌成瓮里黄齑。"

马骨刺人，马汗入疮，毒攻欲死者《小品》，即中恶之义也石顽。

尿，化肉鳖台之，治反胃时珍。肉癥思肉，发瘕思邈，消渴，破癥坚弘景。

乳，治青腿牙疳之症斗保。

阿胶上品

气味：甘，平，无毒。

主：心腹内崩，劳极洒洒如疟状，腰腹痛，四肢酸痛，女子下血，安胎。

阿是东阿，胶是驴皮弘景。取其质，化其气，故命名在阿若金。驴为火畜，大动风火，以伏流之阿水造胶，遂能降火而息风古愚，有激浊扬清之凛冽生白。秉北方之水色，入通于肾，可以补坎宫之精韵伯。水充则火有制，火息是风不生，故木旺风淫火盛金哀宜之士材。功归至静之水，以制浮动之阳秉衡。益阴即以裕阳，由肺阴之下降，而主血者不病，入心生血，则火息风平，而金媾于木，即藏血者亦不病矣若金。心胞之血不能散行经络，下入于腹则为崩坠，入心补血故治。劳极如疟，脾为后天生血之本，脾虚则阴血内枯，腰腹空痛，四肢酸痛，补养阴血，故能治之。血得脾以统，所以治内崩、下血。胎以血为养，所以安胎修园。色黑益阴天士。除风本于益肝之阴气，化痰本于阴气之润下，治喘治炎上之火属于阴气不守，治血痢乃伤暑热痢之血，肢末酸痛乃血涸血污之痛，治吐衄亦止奏功于虚损若金。治痢乃大肠之品，有热毒留滞者能疏导，无热毒留滞者能平安士瀛。为后天生血之本而统血灵胎。尝思气化成形，金石草木之物，终不如血肉之滋养同类者以养之以德，故为补血药中之圣品灵胎。盖水能济火，火息而血生矣元犀。此品专为伏流之水，炒之，何用哉？仲景夫子用阿胶，何曾云炒，乃后人画蛇添足耳生白。

驴溺，辛寒，杀虫，治反胃文仲，噎膈丹溪。黑入肾，属阴中之至阴，善行水道，引火下行，最为神速晓澜。

豕下品

气味：甘，温，无毒。

豚卵①主：惊痫癫疾，鬼疰蛊毒，除寒热，贲肫五癃，邪气挛缩。蹄甲主：五痔，伏热在腹中，肠痈内蚀。

豕字象毛足而后有尾形《说文》。豕食不洁，故谓之豕《林氏小说》。《易》曰坎为豕，水畜而喜趋下林氏。肉最腴，大补肾液，充胃汁，滋肝阴，润肌肤，利二便，止消渴，起尪羸。功专补水救液，为滋阴妙品。治液干难产，津枯血夺，火灼燥渴，干咳，便秘，肾水枯涸之消渴，阴虚阳越之喘咳，并着奇效孟英。盖此乃水畜，十二辰在亥，六阴之极也，豕应之，则兹物之充乎水用以疗疾也若金。以肉煮汤，吹去油饮孟英。其蹄甲白者，有金水相生之象。肺燥干咳、火嗽痰结宜之，痰即易出，其嗽便止石顽。

卵，治阴茎中疼时珍。观经所主，取甘咸，温以通肾也孟英。

蹄爪，填肾精而健腰脚，滋胃汁以滑皮肤，长肌肉以愈漏疡，助血脉能充乳汁孟英，故有五痔、痈蚀之治时珍。

肤，甘凉孟英。肤，革外薄皮也。语云肤浅，义取此也嘉言。取其通达周身，从内而外，从外而内令韶。此类而致津液上入肺中，循喉咙复从肺出，络心注胸中而燥邪解矣讱庵。补

① 豚卵：原作“膹”，据《神农本草经·豚卵》改。观其后主治当属“豚卵”，《神农本草经·豚卵》一名“豚颠”，当为“颠”之误。

阴虚，戢浮阳，清虚热孟英，治少阴浮游之火晋三。用以调阴散热，故仲景治少阴下利、咽痛、胸闷心烦者。余常用之，其效最捷石顽。

胆，苦寒，补胆清热，治伤寒寒热，消渴弘景。骨热劳极，五疳，杀虫颂。目赤目翳，明目，清心脏，凉肝脾①时珍。厥颠，喉痹，赤白痢孟英。以少阳热炽，胆汁必干，以同类之物济之，资其持危扶颠之用嘉言。猪为水畜，以阴从阴。胆为甲木，从少阳，生发之机最速鞠通。取其泻肝胆之火石顽，寒能胜热，滑能润燥，苦先入心时珍而通脉，寒补肝而和阴，同阳药用之，不格拒也无已。

屎，牡猪者良日华。治寒热黄疸湿痹弘景，蛊毒，天行热病日华。发痘疮，治惊痫时珍。雾气②心烦少气，头痛目眩欲吐思邈。麻痧陷伏石顽，取除热解毒时珍。秽浊以辟不祥之气，同气相应之用耳石顽。

陈火骨炭时珍，治中肉毒及诸食停滞孟英，恶痢不瘳时珍。油腻得灰即解，故油腻凝滞之病，即用本物烧灰调服即愈，犹之以灰浣垢耳晓岚。

狗中品

气味：咸、酸，温，无毒。

主：补元气。

狗，叩也，其声也孔子。为物苟且，故名狗时珍。属土而有火，故歹人履其地，虽卧必醒。败疮稀水不敛石顽能治，以其味咸温，大补元气，能除脾胃虚寒之疾，而腰肾受荫，此肉之

① 脾：原作“胆”，据《本草纲目》第五十卷“豕”改。

② 雾气：指雾露瘴毒。

功也时珍。

屎中米，名戍腹粮，一名白龙砂，主噎膈《钤方》，风疾，痘疮倒陷时珍，能化血杀虫若金，解毒仲淳，取其性温热也石顽。

宝，如牛之有黄也。治噎症，痈疽疮疡弘景，取其苦泄温行也仲淳。

羊角中品

气味：苦、甘，大热，无毒。

主：青盲，明目，止惊悸寒泄。

羊字象头角足尾之形《说文》。牛羊之字，以形似也孔子。羊，祥也，故吉礼用之董子。羊为肺家之兽《内经》，目无瞳子，周身之气皆聚于肺，故气最腥膻，而色白，性味甘温，其肉补肺石顽补形之才，以有形之物补有形肌肉杲。故曰补可去弱，其能补血虚者，阳生则阴长也时珍。积者栗壳消之退庵，且解参力胜于莱菔①春崖。

角，主青盲、明目，以阳光盛而目明隐庵，专于补救瞳神石顽。止惊悸寒泄，以肾虚不能摄精石顽，阳之精为神，神宁则惊悸定，火胜则寒泄除也隐庵。

血，解一切丹石药毒时珍。

胫骨，燔服，治虚劳冷诜，脾弱，肾虚不摄，白浊时珍。人之齿者，骨之余，肾之标，故牙疼用此补之杲。可以磨镜，可以消铁，治误吞铜铁，取其相制也时珍。

哀，解百草毒，治噎膈反胃恕轩。

---

① 积者栗壳消之，且解参力胜于莱菔：此句言栗壳功效，与羊无涉，系衍。

羚羊角中品

气味：咸，寒，无毒。

主：明目，益气，起阴，祛恶血注下，辟蛊毒恶鬼不祥，当不魇寐。

羚则独栖，悬挂[1]木上以远害，可谓灵矣，后人作羚安石。角有二十四节，内有天生木胎者颂，宛如从甲而乙，起阴之气，以转生阳，所以益气子由。使厥阴之生化无阏若金，伐其士材有热生风若金。色白属金，息肝风，散恶血晋三。羚者，令也，使治节清肃之令行元犀。入肝清热，和阳息风，兼清肺火退庵。轻清透络，宣泄营卫虚谷。平肝，定风，安魂时珍，舒筋丹溪。治痫痉时珍，伤寒寒热，中风弘景，一切热毒风攻，卒死昏乱不识人嵩，取其平之、舒之、安之、散之、降之之功时珍。味咸清热元犀，气寒清火，火清则水足天士，而风散时珍目明、益气起阴者，咸寒以补水也修园。散血解毒石顽，透热转气天士，分解其势，痘疮痦瘀外透石顽，则恶血流于他处，而恶血自止天士。性灵而筋骨之精在角，故能辟百邪，驱恶鬼，解蛊毒而不魇寐时珍。

犀角中品

气味：苦、咸，寒，无毒。

主：百毒蛊疰，邪鬼瘴气，杀钩吻、鸩羽、蛇毒，除邪，不迷惑魇寐。

犀字象形也，精灵在角时珍，生于鼻准之上合性。为灵异之

---

① 挂：原作“卦”，据文义改。

兽，具阳刚之体，秉火木[1]水之精隐庵，属阳而性走散若金。化毒，中虚有通灵之象，除心热灵胎，所谓心有灵犀一点通商隐。善通心气，色黑补水，亦能补离中之虚鞠通。清热散毒，辛凉通血，味苦清火，气寒壮水，火降水升，水火既济，心肾相交，一身之天地位矣天士。火散而风平若金，所以除邪杀鬼，不迷惑魇寐也。气寒味苦，行天地肃杀之令，所以辟瘴解毒天士，以物投水火土之中而悉化也灵胎。胃为水谷之海，饮食药物必先受之入胃，解百毒，能凉血散毒也石顽。败毒避瘟，托斑外出鞠通，散心包之热毒时泰，取其精锐之力石顽。清透之品，温邪为病，丹斑隐见者，系此品之司。角生于骨，固为透剂载张。故治伤寒中风，温疫弘景，时疾，诸毒杲，热如火燔，狂言妄语好古，斑疸，黑陷时珍，痈疮惊痫海藏，皆取大凉心胃、散邪清热、凉血解毒之功耳仲淳。

象牙《开宝》

气味：甘，寒，无毒。

主：风痫惊悸。

象，象形也《说文》。世人只知燃犀可见水怪，不知沉象牙可驱水怪，《周礼》有之，晋人温峤渡牛渚用之，故知[2]时珍。牙能治心肝惊痫志，迷惑邪魅之疾弘景。兼治小便不通《圣惠》，痘疹不收王氏，骨鲠志，诸疮成管时珍，解痈肿诸毒，并宜生用石顽。

---

① 木：原作“土”，据《本草崇原》卷中“犀角”改。

② 周礼有之……故知：象牙可驱水怪出于《周礼》，而温峤渡牛渚出《晋书》，温峤为东晋人，所燃为犀角，与象牙无涉。

鹿茸中品

气味：甘，温，无毒。

主：漏下恶血，寒热惊痫，益气强志，生齿不老。角：主恶疮痈肿，逐邪恶气，留血在阴中，除少腹痛，腰脊痛，折伤恶血，益气。胶：主伤中劳绝，腰痛羸瘦，补中益气，妇人血闭无子，止痛安胎。

鹿字象其头角身足之形时珍。一名斑龙继洪，以鹿与游龙①相戏也时珍。仙兽属阳，性淫而游山弘景，夏至得阴气而解角《礼记》。凡含血②之类，肉差易长，筋次之，骨最难长。惟麋、鹿角自生至③坚，无两月而重二十余斤，骨之生长神速无过于此，此骨血之至强者存中，故角之力最，而茸为最。茸乃骨之余隐庵，气血之属，异类相亲玉华。惟一点胚血未离，不数日而成角，此血中有真阳一点，通督脉，贯肾水，乃至灵至旺之物，为峻补阳血之品。气体全而未发泄，故补阳益血灵胎。从阴透顶，气味甘温，有火土相生之义隐庵。息通尾闾④，以通督脉，督为通身骨节之主。肾主骨，故能补肾。肾得补则志强而齿固，以志藏于肾，齿为骨余也。督脉得补则大气升举，恶血不漏，以督脉为阳气之总督也。角中皆血所贯，冲为血海，其大补冲脉可知修园。惊痫寒热，皆心火亏少灵胎，不能周卫于身，入冲而大补其血修园。阳刚渐长，心神充足，而寒热惊痫自除。益气，益肾脏之气也隐庵。督为肾脏外垣，外垣既固，肾气内充，命门相火不致妄动，气血津精得以凝聚，扶阳固阴，非他草木

---

① 游龙：原作“龙游”，据《本草纲目》第五十一卷“鹿”乙正。

② 血：原作“肉”，据改同上。

③ 至：原作“之”，据改同上。

④ 尾闾：尾闾穴，长强穴别名。属督脉，位于尾骨尖端与肛门之间。

比也石顽。

角则一点胚血，发泄已尽隐庵。拓血中之毒，故主恶疮痈肿。托阴邪之气，故主逐邪恶气。阴络之凝滞，得热而行，故主留血在阴中灵胎。通督脉，补命门，则痛止。活血益阴阳之气，故主少腹腰脊痛、折伤、恶血，益阳和血若金。腰者，肾之腑，人身之髓，肾固主之，由脊骨中相贯，除腰脊痛。活血散恶者，以鼎新而革故之气应于时也若金。

胶，以角熬成石顽。本名白胶，列为上品，益阳补肾，甘平足贵也修园。俾阴气镕化于阳中，气血生化之源，裨益良多，故主伤中劳绝羸瘦也。勃生怒长，属阳中阴气，其禀①专，其进锐，更经久炼，由阴缊阳②之气化，乃得致于中气，以为天地升降之枢，兹味之补中益气，正其能疗劳绝羸瘦耳若金。能运督脉，则腰痛可止隐庵。入冲脉，治血闭胎漏石顽。启生阳，行瘀积，和经脉隐庵。循其天度以循经络而归血海，完其阴气以为营血之母，乃于血症为能救本耳，故主血闭子宫冷、劳损、吐血时珍、下血崩中漏下、安胎，举先后天而胥治之若金，皆补冲脉血海之功时珍。味甘养血，所以止痛，血足胎安，故又安胎天士。冲督盛而肾气强，诸效自臻也时珍。歌曰：尾闾不禁沧海竭，九转灵丹都漫说，惟有斑龙顶上珠，能补玉堂关下阙。

霜，补督脉之气天士。治火不生土，脾胃虚寒石顽，男子阳虚，小便频数，食少便溏，胃反呕逆时珍，取温中而黏滞也石顽。性本甘热，更经火炼，则偏于补阳，不如胶之补而不僭，以霜乃枯质，胶乃精液也若金。

---

① 其禀：原缺，据《本草述》卷三十一“鹿角胶”补。

② 由阴缊阳：原作“由阳缊阴”，据改同上。

虎骨《别录》

气味：辛，微热，无毒。

主：邪恶气，杀鬼疰毒，止惊悸。

虎，其声也时珍。其文从虍从几，象其蹲踞之形子才。西方之兽仲淳，山兽之君，风从而生。风，木也。虎，金也。木受金制，焉得不从？故虎啸而风生宗奭，自然之道，所以其骨辛热，治风病挛急，屈伸不得，走疰权，骨节风毒，癫疰惊痫诜。虎，阴也。风，阳也。虎啸风生，阳出阴藏之义，故能追风定痛。虎之一身筋节气力，皆出前足，故以胫骨为胜球。木受金制，风之太过、不及咸宜若金。虎知冲破，能画地观奇偶以卜食《通验》，故可辟邪杀鬼，止惊悸。上部用头，下部用足，各从其类也时珍。

睛，治癫弘景、疟、热疾惊悸诜。镇心安神日华，定魄谦甫。是治心肝二脏居多，此木从金化之义也若金。

麋角中品

气味：甘，温，无毒。

主：益气补中，治腰脚诜。

麋性淫迷，名义取此固。喜泽而属阴，故冬至而解角时珍。治腰膝不仁，一切血病大明，左肾血液不足者宜此禹锡。

麝香上品

气味：辛，温，无毒。

主：辟恶气，杀鬼精，去三虫蛊毒，温疟，惊痫。

香气远射，故为之麝时珍。此独出①于精血，香之神异者也

---

① 出：原作“此”，据《本草崇原》卷上“麝香”改。

隐庵。辛温芳烈，为通关利窍之专品，通诸窍之不利，开经络之壅遏，走窜自内达外，则毫毛骨节俱开石顽。诸香之冠，得天地正气[①]修园，故有辟恶气、杀鬼精物、去三虫蛊毒之治石顽。通心窍凝痰修园，借其气以达病所石顽。透达经络修园，故主温疟惊痫，一切诸风、诸血、诸气、诸痛、惊痫癥瘕之病。经络壅闭，孔窍不利，安得不用为引导，以开之导之，但不可过耳时珍。治瓜果成积作胀，饮酒而成消渴迈。用之，果得麝则坏，酒得麝则败，此得用麝之理者也《济生》。

兔矢《别录》

气味：辛，平，无毒。

主：目中浮翳，劳瘵五疳，杀虫解毒时珍。

兔字象形也子才。无脾故善走。二月建卯木位，木克戊土，故无脾。其矢名明月砂[②]，气味辛平，能解毒杀虫，治疳劳目病时珍。走下窍而引浊下走，故治痔疮，五疳下痢《圣惠》。

水獭肝《别录》

气味：甘，温，有毒。

主：鬼疰蛊毒，止久嗽，除鱼鲠[③]。

正月、十月獭两祭鱼《月令》，知报本反始，兽之多赖者。其形如狗，故字从犬，从赖。其肝一月生一叶，又有[④]退叶颂。是其性亦能消长出入，以杀隐见变幻之虫晋三。獭为阴兽，其肝应月增减，乃得天地阴阳进退之正目南。以幽通幽，随月盈

---

① 气：原作“位”，据《神农本草经读》卷之二“麝香”改。

② 明月砂：原作“夜明砂”，据《本草纲目》第五十一卷“兔”改。

③ 鲠：原作“鲠”，据《本草纲目》第五十一卷“水獭”改。

④ 有：原下衍“一”字，据《本草纲目》第五十一卷“水獭”删。

缩，独为灵异伯雄。獭肉皆寒，惟肝独温，故以兽肝之温而补入肝温，气之本目南。生气多聚于肝，是以专主传尸劳瘵。杀虫之性，与捕鱼不殊也石顽。

牝鼠矢《别录》

气味：甘，微寒，无毒。

主：痟疾大腹，时行劳复。

尖喙善穴，谓之鼬（鼬）鼠。其寿最长，俗称老鼠时珍。其性疑而不果，故曰首鼠《史记》。鼠字象其头腹齿尾之形也时珍。《易》曰：艮为鼠。癸水位在子，五脏俱全，气通于肾时珍。其矢名两头尖，气味甘寒，善穿穴，而用以元素散乳痈、通淋浊、已痟胀、消癥瘕秉衡，解马肝毒韦庄。直达幽门孟英，由肠胃变化而出，凡阴气受邪者，借其转化而使之不留；阴气久亏者，借其转化而使之不竭，皆借阴气之能化为流通精血地若金。以浊导浊，故有本文主治孟英。然则触类通之①，可以尽臭腐之神奇矣若金。

肉，治鼠瘰洪。

刺猬皮中品

气味：苦，平，无毒。

主：五痔阴蚀，下血赤白，五色血汁不止，阴肿，痛引腰背，酒煮杀之。

猬，胃之兽也，故治反胃，胃脘痛石顽。开胃气有功，其字从虫、从胃，深有理也宗奭。鼠类属水，皮毛戟刺如针，属金，火烁金，故鹊喙猬《淮南子》。金水所生之兽隐庵，取其刺

---

① 之：原缺，据《本草述》卷三十一“鼠”补。

复正，能益肠解毒，清热平肝隐庵，锐利破血石顽搜毒复正。主五痔阴蚀，益肠也；治阴肿痛引腰背，取筋脉能收纵而解毒也；治下血赤白，五色血汁不止，清热也石顽。治遗精有实效清任。

卷 九

虫 部

蜂蜜上品

气味：甘，平，无毒。

主：心腹邪气，诸惊痫痉，安五脏诸不足，益气补中，止痛解毒，除众病，和百药。蜡：主下痢脓血，补中，续绝伤金疮，益气，不饥。

蜂与锋通，其毒在尾，垂颖如锋，故谓之蜂佃。采无毒之花酝酿成蜜时珍，有和风甘雨之仁义也生白。蜜者，密也。味甘质润而性主固密护内，故能补中益气，养液安神，安五脏诸不足孟英。凡天地之生气皆正气也，死气皆邪气也。正则和平，邪则有毒。毒者，败正伤生之谓。此本百花之蕊，乃生气之所聚，生气旺，则死气不能犯，此主解毒邪气之义灵胎。主诸惊痫痉，厥阴风木①之病修园，风淫于内，以甘缓之也《经文》。柔而润泽，故能润燥，缓急止心腹、肌肉、疮疡诸痛时珍。诸花精华，采取不遗，所以能除众病；诸花气味，酝酿合一，所以能和百药也修园。和可以致中，故能调和五脏时珍②、解荔枝热颂而与甘草同功时珍。

---

① 木：原作“火”，据《神农本草经读》卷二“石蜜”改。

② 时珍：原换页处重出“时珍”二字，现删。

蜡，蜜滓也《广韵》。炼厚为蜡弘景，犹腊[1]也时珍。腊者，冬至后《说文》。藏者，冬之令。蜡者，不止于蜜而且能藏矣灵胎。味之至淡，莫淡于蜡，而性涩质坚，故主下痢脓血时珍。淡为五味[2]之本，胃为五脏之原，故能补中益气，续绝伤金疮石顽。治胎动下血权，专调斫丧之阳，分理溃乱之精晋三。夫淡本以养阴，入中土，固宜专于脾胃之阴，而不饥耐老，是从中土，为扶危救困之味也若金。

露蜂房中品

气味：甘，平，有毒。

主：惊痫瘛疭，寒热邪气，癫疾，鬼精蛊毒，肠痔，火热熬之良。

蜂房得雾露清凉之气，气味甘平仲淳，首主惊痫，寒热邪气，癫疾。夫痫原由阴中之阳虚，致阴阳分离，脉道不通，而为厥逆若金，精气并居，发为癫疾《经文》。此赋性微妙，能归阳于阴中而夺气之并，功专属此若金。鬼疰蛊毒，肠痔，以其能祛痰涤垢石顽，驱风清热隐庵。以毒攻毒，兼杀虫之功耳时珍。

僵蚕中品

气味：咸、辛，平，有毒。

主：小儿惊痫夜啼，去三虫，灭黑鼾，令人面色好，男子阴痒病。

蠶字从朁，象其头身之形；从䖵，以其繁也时珍。大凡肉

---

① 腊：《本草纲目》第三十九卷“蜂蜜”作“䗶”。即为“䗶”，则无其后“能藏”之说。

② 味：原作“脏”，据《本经逢原》卷之四“蜂蜜”改。

体未有死而不腐者，蚕则僵而不腐，得清气之纯粹者也鞠通。僵蚕之病风者也时珍，色白体坚，气味咸平隐庵，属火而兼风木之化仲淳。食桑之虫也，桑能治风养血，故其性亦相近，凡风气之疾，皆能治之，借其气以相感也。因风而僵，反能治风者，盖邪之中人也，有气而无形，穿经透络，愈久愈深，必得与之同类者，使为乡①导，至于病所，而邪不能留，即从治之法也灵胎。主惊痫者，金能平木修园。治风化痰，散结行经也时珍。止夜啼者，金属乾而主天，天运循环，则昼开夜合，故可止也。金主肃杀，故祛三虫隐庵。去面䵟，令人面色好，取其清化之气，散浊逆结滞之痰也丹溪。能祛皮肤诸风如虫行，故主阴痒病元素。主浑身经络者，肝也若金。凡风痰时珍湿热侵入经络脉隧之中而瘾疢生白、中风、喉痹颂、失音日华、大头疫病东垣，皆可以木从金化之物，直入风脏以疗风若金，乃疏表风药也天士。

砂，矢名也弘景，乃桑叶所化。夫桑叶主息风化湿，既经蚕食，蚕亦主胜风化湿，殆桑从蚕化孟英，得蚕之余气仲淳，能祛风除湿时珍。虽走浊道而清气独全，故不臭不变色鞠通。既能引浊下趋孟英，又能化浊而使之归清鞠通。性较鸡矢更优，为霍乱转筋之主药，疗风湿秽浊之病孟英。以己之正，正人之不正也。用晚者，取生化最速也鞠通。

蜕、连，治血症《嘉祐》、沙病叶氏，取其得金水清化之气，足以胜亢阳之伤阴也若金。

丝绵，乃茧丝缠延，治吐衄、下血崩中时珍。

新绛，以茧丝红蓝花染就。绛，《说文》云大赤晋三。乃络

① 乡：通“向”。

药也都成，则通血脉之中，仍有收摄之妙晋三。丝本主血石顽，通行和血元犀，能治失血石顽，肝着仲景诸痛元犀。

黄绢，乃织成者，治产妇胞损，尿淋思邈，为补膀胱要药。煅灰，止上下诸血石顽，接肠补囊及一切脏腑伤残者，得乎桑之力也晋三。

蛾，壮阳道，补命门石顽。

五倍子《开宝》

气味：酸，平，无毒。

主：渴欲饮水不止仲景，生津液日华。

五倍味酸，倍于五味。一名文蛤，以其形如文蛤故也时珍。生于肤木颂，虫食其津液结成，属金与水。故其味酸咸，治渴欲饮水不止，能敛肺止血化痰，止渴收汗；其气寒，能散热毒疮痈；其性收，能除泄痢湿烂，敛金疮，收脱肛及肠坠下时珍。遗精固脱，他药皆不及也全善。

紫铆《唐本草》

气味：甘、咸，平，有小毒。

主：带下。

铆与矿通，此色紫，状如矿石时珍，是蚁聚木中，津液结成珣。气味咸平，不但可以活血起胀，兼得虫毒，攻发内陷之邪最锐，治疮痘崩漏石顽。与骐𬴊竭大同小异恭，其功倍于紫草，故以紫草茸呼之，实非紫草同类也石顽。

蛴螬中品

气味：咸，微温，有毒。

主：恶血血瘀，痹气破折，血在胁下坚满痛，月闭，目中淫肤、青翳、白膜。

象其蠹物之声时珍，一名地蚕璞，其状如蚕若金，粪土所生恭，蛴螬化腹蛸，腹蛸拆背而为蝉充。本阳体阴而味咸，故入血分。展转相化，无母而生若金，始于阴气，复归清化。其展转化生时珍，能解血分之结滞若金，故其所主皆瘀血之证石顽。借其展转幻化之气，以为血中先导，未得例以破决之品视之若金。

蚱蝉中品

气味：咸、甘，寒，无毒。

主：小儿惊痫夜啼，癫病寒热。

腹蛸拆背而为蝉充，则是腹蛸者，育于腹也。蝉者，变化相禅也。蚱，声也时珍。至夏登木而蜕颂，近阳，依于木，以阴而为声《蠡海》。楚谓之蜩，访《诗》云鸣蜩嘒嘒者，形大而黑，五月便鸣。俗云：五月不鸣，婴儿多灾。故其治疗专主小儿弘景。乃土木余气所化时珍，感凉风清露之气以生灵胎，吸风饮露，其气清虚时珍，身轻而声嘹亮，得金气之发扬者也灵胎。金能制风，水能清热隐庵，故主疗一切风热之病时珍。味甘咸寒，能除风热，其声鸣响，能发音声仲淳。主惊痫癫病，除肝胆之风火也修园，又主哑病、夜啼者，取其昼鸣而夜息也。主寒热者时珍，乃蜕于浊秽，以浮游尘埃之外《史记》，本浊阴而化清阳若金，从阴化阳，启下焦之水气，上合心包，故主癫病寒热隐庵，大抵脏腑之病宜之时珍。

蜕，退蜕之义好古。属人身肺经之位，清火祛风，散肺经郁气灵胎，治皮肤疮疹风热时珍，各从其类也《易》。凡阳之淫而化风者，可使居先而清其气之出机。由阴育阳，由阳畅阴，故即取为气结不化，形结不化者之对待若金。治目昏障翳，疮疹宗奭，生子不下弘景，壮热止疟时珍，谓能治风热士宗，开通肌窍翁仲仁，转达清阳之气以治化原之义也若金。

蝼蛄下品

气味：咸，寒，无毒。

主：难产，出肉中刺，溃脓肿，下哽噎，解毒，除恶疮。

蝼蛄，俗名土狗，以穴土而居时珍。能治水肿日华，自腰以后能下大小便弘景，故曰流水不蝼《吕览》，取治停水甚佳丹溪。其味咸寒，主难产、哽噎者，取其下捷也。出刺、溃脓恶疮者，生捣涂之石顽。误吞钓线《圣惠》，吞之即出，疮肿即溃也石顽。但其性急丹溪，故石淋导水亦宜颂。

䗪虫中品

气味：咸，寒，有毒。

主：心腹寒热洗洗，血积癥瘕，破坚，下血闭，生子大良。

䗪虫即地鳖，生于下湿土壤之中，似如小鳖恭。鳖甲能治寒热，此亦治寒热，故以名之中立。得幽暗之气，故有小毒。以刀断之，中有白浆，凑接即连，复能行走，故治跌仆损伤，续筋接骨奇效。夫血者，灌溉百骸，周流经络，一有凝滞则经络不通，阴阳之用互乖①，而寒热洗洗生也。其味咸寒，和血软坚仲淳，追拔气血沉混之邪天士，治久病结积、心腹血积、癥瘕月闭诸症，为疟母、破坚、下血闭必用之药仲淳。生子大良，盖以化血导血，俾完其流行相续之用，非一于破决者若金。

虻虫中品

气味：苦，微寒，有毒。

主：逐瘀血，破血积坚痞，癥瘕寒热，通利血脉及九窍。

---

① 乖：原作“乘”，据《神农本草经疏》卷二十一“䗪虫”改。

其声虻虻，故名虻虫时珍。乃吮血之虫，性又飞动，其味苦寒隐庵。散脏腑宿血结积有神效，故主一切血结之病仲淳。食血而治血，因其性以为用也河间。鳖得此则易烂，故鳖畏之，遇之则死《类从》。

蜣螂下品

气味：咸，寒，有毒。

主：小儿惊痫瘛疭，腹胀寒热，大人癫疾狂易①。

高鼻状如羌胡，背负黑甲，状如武士，故有蜣螂、将军之称时珍。蛣蜣之智，在于转丸庄子，能以土包粪，推转成丸，故曰转丸，一曰弄丸《古今注》，一曰推丸弘景。咸寒秉水土之气化，而甲虫属金，金能制风，故治惊痫瘛疭隐庵、腹胀寒热、癫疾狂易。解诸毒，盖其本根于胃者，还返于胃，以对待胃之为热为毒者。此能令浊阴之物，还依于土以神其生化，而孚乳②果从此出，则其可收转运除热之功，以治若金二便不通时珍、膈气天仁、呕粪泄辅中土所生所合之病，明矣若金。

蝎《开宝》

气味：甘、辛，平，有毒。

主：中风口眼㖞斜。

蝎，虿尾虫也《说文》，其毒在尾古语。产于东方，色青属木时珍。其味甘辛，秉火金之气仲淳。木生蝎，蝎盛③而木枯苻子④。是风木之气顿化若金，外风袭入，内风必从，用以直攻其

---

① 易：原作“狷”，据《本草纲目》第四十一卷“蜣螂”改。

② 孚乳：孵化生育。

③ 盛：原脱，据《太平御览》卷九百五十二《木部一·木上》补。

④ 苻子：原作“管子”，据改同上。

处晋三，为由土而金之妙用，在化风而非以胜风若金。消散内风晋三，故中风惊痫，皆必用之仲淳。善窜而疏土，其性阴，兼通阴络，疏脾之久病风病，在络者最良鞠通。

水蛭下品

气味：咸、苦，平，有毒。

主：逐恶血瘀血月闭，破血瘕积聚，无子，利水道。

水蛭，水中蠕动之动物，治血之蓄而不行者恭。咸伤血《内经》，苦胜血，故能通肝经聚血无已，攻一切恶血。又言无子，是言因血瘕积而无子也石顽。生于水中弘景，故利水道。最喜食人之血，而性又迟缓善入，迟缓则生血不伤，善入则坚积易破，借其力以攻积久之滞，自有利而无害也灵胎。疮疡痘疹紫硬黑陷，取活水蛭放患处吮出毒血翁仲仁。

蛆《纲目》

气味：苦，寒，无毒。

主：小儿诸疳，积滞毒痢。

蛆行趑趄，故谓之蛆。粪中者时珍，乃五谷之精，故谓之五谷虫。气味苦寒，故能消积，治小儿诸疳积滞，取消积而不伤正气也石顽。

九香虫《纲目》

气味：咸，温，无毒。

主：膈脘滞气，脾胃亏损。

产于贵州，气味咸温，故治脘膈滞气时珍。腰胀此症，由中气虚则三焦无权，升降失司而督带由此渐损。此为肝肾妙品晓澜，壮元阳时珍，补而灵动，故能有效晓澜。

蜈蚣下品

气味：辛，温，有毒。

主：鬼疰蛊毒，啖诸蛇、虫、鱼毒，杀鬼物老精，温疟，去三虫。

生于吴中弘景，腹黄，头足赤而大者为公，用公不用母，故名若金。秉火金之气以生，属阳之毒虫，故辛温有毒。能散结通行，走窜辟邪仲淳，故其主治皆是以火毒而攻阴毒之用隐庵。蛇属金，此属火，故能制之小陶，俱不出以毒攻毒从治之义若金。

蚯蚓下品

气味：咸，寒，无毒。

主：蛇瘕，去三虫伏尸，鬼疰蛊毒，杀长虫。

蚓之行也，引而后伸，其塿[①]如丘，故名蚯蚓。在德应土德，在星为轸水。上食膏壤，下饮黄泉。其性咸寒而下行，性寒故能解诸热疾，下行故能利小便，宛转而行故能通经络时珍，直破恶毒所聚之处松坪，非漫然以寒治热之谓也。第其专气于清阴者，实非有阳之化气若金。观于孟夏始出，仲冬蛰结，雨则先出，晴则夜鸣时珍。是固成质于阴，乘化于阳，而能得气之先者，以故主治若金伏尸、蛇虫、鬼疰蛊毒、天行时热藏器、湿热化风生白、狂谵弘景、中风痉痫日华，岂非质阴而气阳，为土之精乃能畅木化乎？木化行而风平矣若金。与螽蠡[②]同穴为雌雄时珍，故赞云：蚯蚓土精，无心之虫，交不以分，睡于螽蠡

---

① 塿（lǒu 篓）：原作“蝼”，据《本草纲目》第四十二卷“蚯蚓”改。塿，疏土，小坟。

② 螽蠡（fùzhōng 负中）：蚱蜢。

璞。又知阴晴，故名地龙时珍。

粪，名六一泥时珍，取天一生水，地六成之之义邵子。禀阴寒之性，有除热仲淳解毒之功日华。所食膏壤，即脱化而出者，乘其转化之气，以行湿而清热，其功不较捷乎哉若金。是以治反胃、转食，同一义也时泰。

蟋蟀《纲目》

气味：辛、咸，温，无毒。

主：小便秘。

蟋蟀善跳机，得秋金之气，秋主杀降而喜斗景尼。气味辛咸而性通利，悉率其水湿而下，故治小便不通，痛胀不止恕轩，难产际昌，水蛊烺斋，能发痘，为产科、痘科之药际昌。

螳螂上品

气味：咸，平，无毒。

主：伤中疝瘕阴痿，益精生子，女子血闭腰痛，通五淋，利小便水道。

螳螂，螵蛸母也《礼注》。两臂如斧，当辙①不避，故得当郎之名。其子名螵蛸者，其状轻飘如绡②时珍，性同乌贼也孟英。用桑上者，是兼桑皮之津气也弘景，故有养血逐瘀之功灵胎。气平属金，味咸属水修园。主伤中，秉桑精而联络经脉也；治疝瘕，禀刚锐而疏通经脉也。其性怒升③，当辙不避，具生长迅发之机隐庵。其子最繁，则其肾之强也可知。人之有子，皆本于肾，以子补肾，气相从也灵胎。阴痿、益精生子、腰痛

---

① 辙：道路。宋胡铨《好事近》：“欲驾巾车归去，有豺狼当辙。”

② 绡：原作“蛸”，据《本草纲目》第三十九卷“螳螂”改。

③ 升：原作“生”，据《本草崇原》卷上“桑螵蛸”改。

作强，得其用也修园。女子属阴，肝肾不足则血闭，此能入血仲淳续伤和血也灵胎。通五淋，利小便水道，以其具金性，使肺之治节申其权修园。由母趋子气，故也若金。

鱼部

鲤鱼上品

气味：苦，寒，无毒。

胆主：目热赤痛，青盲，明目。

鱼字，象形，水虫也《说文》。此鱼鳞有十字纹理，故名鲤时珍。秉阴极之气，故其鳞三十六。阴极则阳复，阴中有阳仲淳。其功长于利小便时珍，能从其类以导之仲淳，此之治水，所谓因其气相感也守真。

胆，苦寒，合于人身肝脏，是以治目之用为多若金。

子，种子宝素。

青鱼《开宝》，以色名也时珍。东方青色，入通于肝，开窍于目，用其胆以治目疾、肿痛，气寒凉血仲淳，故主热疮志、恶疮时珍。

鲫鱼《别录》，其脊味美也，一作鲫孟英。旅[①]行以相即也佃。诸鱼属火，惟此属土，土制水，故有和胃实肠、行水之功时珍。

胆，杀虫，止痛，治骨鲠[②]时珍，消渴饮水叔微，鼻渊璆。

鳢鱼上品

气味：甘，寒，无毒。

---

① 旅：原作“族”，据《本草纲目》第四十四卷“鲫鱼”改。
② 鲠：原作“硬”，据《本草纲目》第四十四卷“鲫鱼”改。

主：疗五痔，治湿痹，面目浮肿，下大水。

此首有七星，夜朝北斗时珍。所谓黑鳢朝北知臣礼思邈，有自然之礼，故谓之鳢。色黑，北方之鱼也时珍，秉北方元水之精，中央中土之气。色黑象水，能从其类以导横流之势。味甘土化，能补其不足以遂其敦阜之性，故其主治有神功也仲淳。

白鱼《开宝》，以色名也时珍。入肺利水石顽，开胃下气，祛水气志，以其渗泄也石顽。

石首鱼《开宝》，其鱿骨下石淋志，淋沥时珍。

乌鲗骨中品

气味：咸，微温，无毒。

主：女子赤白漏下经汁，血闭，阴蚀肿痛，寒热癥瘕，无子。

此鱼有文墨可为法则，故名乌鲗。鲗者，则也时珍。每日浮水上，飞乌见而食之，乃卷入水而食之，因名乌贼，言为乌之贼也《南越志》。骨名海螵蛸，象形也时珍。乌，肾之色。骨者，肾所主。气味咸温隐庵，主补益冲脉宝素，肝肾之精血者也隐庵。肝为藏血之脏，女子以血为主，虚则漏下赤白；肾为藏精之脏，虚则阴蚀肿痛。肾虚则精竭无子，肝伤则经闭不孕仲淳。即寒热癥瘕亦肝肾受伤，而冲任之气不能约制经血若金，故治血枯血瘕，寒热疟疾也时珍。此秉阴气之专以化血，而其血黑，故肝肾之阴气有损①，投之适宜。其味咸，宜归水脏，血为水所化，一切主治，总由益肾之阴气并使肝之藏血者，能司其运化出纳之职而已，岂独女子要药乎？凡属血病，上下前后血皆能疗之，或通或止，总为益肝肾之阴气而已若金。治白

---

① 损：原脱，据《本草述》卷之二十八“乌贼鱼”补。

带更效孟英。

海蜇《赵拾遗》

气味：咸，平，无毒。

主：消痰行积。

海蛇①，一名水母。本阴海凝结之物《农田余话》，以海为宅元犀。气味咸平，宣气化瘀，消痰行食，而不伤正气。以经盐矾所制，软坚散结之勋固在也。本水结成孟英，煮之可化为水。夫身中之痰，亦有火搏其水而成者，故为化火痰之主药。且泄火郁，宣滞气，能消食积，通二便，止腹痛，除胀满秉衡。泻肝经郁热晋三，化腑气而濯垢。治哮喘、疳黄、癥瘕、泻痢、崩中、癫痫、痞胀、脚气、腹痛、便闭，皆宜量用。宜下之症，而体柔质脆，余辄重用，无不默收敏效孟英。

鳝鱼《别录》

气味：甘，大温，无毒。

主：补中益血。

此腹黄，故世称黄鳝宗奭。秉中土之气，气温味甘，能补中益气石顽。善穿穴，故能通血脉时珍。炒松则鼓舞胃气松心，从其类也时珍。食此中毒，食蟹即解，性相畏也慎微。

鳗鲡，白鳝也，虽有毒，能补虚损劳瘵颂，其功专在滋补真阴石顽。杀诸虫弘景，是本土中之阴气以散热，而不令湿化为之郁，以变风眚，故专杀虫为言也若金。

海参从新

气味：甘、咸，温，无毒。

---

① 蛇（zhà 炸）：海蜇，水母。

主：补肾益精，壮阳疗痿。

海参，以辽海出者良[1]栎园。其性温补如参，故名海参恕轩。人以海为肾，此生咸水中，色又黑，以滋肾水，求其类也栎园。咸能软坚，甘能补正，其液数倍于身，其能补阴可知鞠通，生百脉之血捷于归、芎天然。形肖男阳，功并苁蓉孟英。且蠕动之物，能走络中血分，病久入络者，用之颇宜鞠通。咸寒，降火滋肾，通肠润燥，除劳，益精髓，消痰涎，摄小便，壮痿阳恕轩，治休息痢春晖，煅末治溃疡生蛆，掺之即化静山。

介 部

龟甲上品

气味：甘，平，无毒。

主：漏下赤白，破癥瘕痎疟，五痔阴蚀，湿痹四肢重弱，小儿囟不合。

龟头与蛇同，故字上从它，其下象甲、足、尾之形，它即古蛇字也《说文》。为甲虫之长，其形象离，其神在坎。上隆而文以法天，下平而理以法地，背阴向阳，外骨内肉，肠属于首，首常藏腹，能通任脉，故取其甘咸寒之甲以补心、补肾、补血，皆以养阴也时珍。秉北方之气而生丹溪，具真武之德鞠通，四灵之一，变化通神孟英。是引阳气下归于阴，复通阴气上行之药隐庵。观所主诸病，皆属于阴虚血弱时珍。其治小儿囟不合，非任之合于督以为肾气者乎？至于破癥瘕若金瘀血，续筋骨，益劳倦丹溪，皆益阴气之功若金。主漏下赤白，通阴气以上行也。痎疟，阴疟也隐庵。此能入阴分而攻之修园，疟久而致有癥瘕、

① 良：原缺，据《本草从新》卷十七“海参”及文意补。

热邪，已痼结阴分矣。火结大肠，则生五痔；湿浊下注，则患阴蚀天士。因湿成痹，四肢重弱隐庵。介虫属阴，性能除热修园，生于水中，力能胜湿隐庵。其甲属金，皆能攻坚修园。甲属甲胄，质主坚强隐庵，故能健其四肢也修园。小儿囟不合者，先天阙陷，肾气不充隐庵，此甲属骨，故能合之也修园。用以补心者，以其性有灵而神借其气相通，得水火既济之义也，故一名神屋仲淳。补肾气，补任脉，通阴维，镇冲脉，善潜阳而镇震木。震为雷，雷动而未有无风者，雷静而风亦静矣。亢阳直上颠顶，龙上于天也，制龙者，此也鞠通。

胶，性柔润隐庵，能收敛阴中之火皇士。其壳入药，但可煎熬，末而服之，能还本质孟英。

尿，走窍透骨①，故治喑、聋、中风惊风不语时珍。

鳖甲中品

气味：咸，平，无毒。

主：心腹癥瘕，坚积寒热，去痞疾息肉，阴蚀痔核恶肉。

鳖行蹩躄②，故谓之鳖时珍。无耳而守神《淮南子》，鱼满三千六百，蛟龙引之而飞，纳鳖守之则免佃，神守之名以此时珍，故为安神要药秉衡。随日光朝向东乡，夕向西乡佃。盖秉少阴水气，而通于君火之日。又甲属金，性主攻利，气味咸平，秉水气也隐庵。色青入肝时珍，蠕动之物，入肝经至阴之分鞠通，既滋肝肾之阴孟英，又能入络搜邪鞠通，清虚劳之热孟英。和阴阳之升降，治阴不足而不能升，阳失守而不能降之病。观

---

① 走窍透骨：原作“走骨透窍”，据《本草纲目》第四十五卷“水龟”乙转。

② 蹩躄（biébì 别闭）：缓行貌。清王应奎《柳南随笔》：“芒鞋竹杖，蹩躄里巷间。”

本经主治，殆本于益阴而咸以软坚之效与。寒热疟疾类，病于阴虚之人，乃暑邪深入阴分，至元气虚羸，邪始内陷而仲淳结为疟母仲景。此益阴除热而能仲淳搜剔络中混处之邪天士，故为治疟要药，即是退劳热及阴虚寒热往来之上品仲淳。此无耳以眼聪《淮南子》，金木互交子由，而用其肋，肋属肝石顽，而介虫阴类，故主肝经血分之病，从其类也时珍。

胶，滋阴退热时珍。

玳瑁《开宝》

气味：甘，寒，无毒。

主：解百药毒。

其功解毒，毒物之所娼嫉者也时珍。其腹、背甲皆有红点斑纹。须用生者乃灵。凡遇饮食有毒，必自摇动颂。咸寒得水中至阴之气，能解一切热毒仲淳、痘毒，止惊痫大明，镇心神。解毒清热之功，同于犀角时珍。

蟹中品

气味：咸，寒，有小毒。

主：胸中邪气，热结①痛，㖞僻面肿。能败漆，烧之致鼠。

此物之来初秋，如蝉蜕壳，名蟹之意，必取此义宗奭。一曰漆见之而解也，名之曰蟹，似出乎此中立。外骨内肉，生青熟赤，气味咸寒，阴包阳象无疑。性专破血石顽，故能续断绝筋骨藏器，主胸中邪气热结痛，㖞僻面肿，皆瘀血为患。性能败漆，治漆疮，取散血之意。妊娠忌用，以其逆水横行也石顽。故爪下死胎胞衣思邈，乳痈硬肿石顽，杀鳝毒时珍，为攻毒散

---

① 热结：原作“结热”，据《神农本草经》卷第三“蟹”乙正，与下文合。

风、消积行瘀之用隐庵。

牡蛎上品

气味：咸，平、微寒，无毒。

主：伤寒寒热，温疟洒洒，惊恚怒气，除拘缓鼠瘘，女子带下赤白。

天生万物皆有牝牡，惟此海水结成，块然不动，纯雄无雌①，故得牡名宗奭。蛎言其粗大也时珍。启闭候潮颂，诚应开合之关键，阴阳之枢纽子由。单生无偶而左顾，当属一阳，故所主寒热温疟，皆少阳所生之病复。水气所结，味咸性寒，寒以制热燎原，咸以导龙入海元犀。肝虚则惊，肝实则恚怒隐庵。纯牡能破肝之牝②脏令韶，召阳归阴润安，咸寒以镇肝逆虚谷，既能存阴，且清在里余热鞠通。除胁下之痞令韶，潜阳鞠通，软坚好古，益精收脱无已。壮水之主以镇阳光冰，故主惊恚怒气，温疟洒洒。咸寒可以消暑热，气平入肺，肺平足以制疟邪，盖金能制木也隐庵。拘者筋急，缓者筋缓，为肝之病，鼠瘘即瘰疬之别名，为三焦胆③经郁火之病，平以制风，寒以胜火，咸以软坚修园，从阴泄阳，能治拘缓鼠瘘天士。伤寒寒热之治，借秋金之气，以除木火游行也修园。赤白带下，总由痰积内滞石顽，湿热下注，气平而寒，可清湿热，清肃热邪天士。收敛浮越之正气，又益精气，入肾而收涩不泄之功无已。益肾涩精而制心火，俾心肾相交，则阴虚者得补，阳虚者得敛，赤白带下、

---

① 纯雄无雌：原作“纯雌无雄”，据《本草纲目》第四十六卷“牡蛎”改。

② 牝：原作“牡”，据《伤寒论浅注补正》卷一中《辨太阳病脉证篇》改。

③ 胆：原作“肝”，据《神农本草经读》卷二“牡蛎”改。

失精梦交可疗元犀。味咸属水，阴而润下，善除一切留热之病仲淳。因潮开合，其阴附于阳、阳附于阴之气机宛然在矣，能召阳而归于阴，即能化其阴以清阳也。本召阳归阴之功而能收能涩，本化阴清阳之功而能软坚消结，清热除湿。阴召阳以归，复得阳以化。而阳即由阴而清，使阳宅于阴。人生本于天一真水，阴阳互根，而潮俱依阴附阳之气化。此秉其气化为人身气化之治，即以疗夫水液痰血之病，其根阴而和阳，即不离[①]若金水来开阖之义也子由。召阳归阴，所以能收敛时珍；化阴清阳，所以能软坚时泰。所谓补肾中阴气，则阳得至阴之召而归原若金。除一切火热为病，有止渴止汗、收敛浮阳、固脱镇惊之功仲淳。是海之精英，龙自见海为宅，故治阳气上逆之龙火寿芝，乃其所以超于海水诸凝结者与若金。

石决明《别录》

气味：咸，平，无毒。

主：目障翳痛，青盲。

决明，以功名也时珍。得水中之阴气最足，乃专用在肝仲淳。肝开窍于目《内经》，血虚有热，则青盲赤痛生也。咸寒入肝，除热软坚，所以能主目疾仲淳。风热属肝，致烦扰不宁，游魂无定，此一名珍珠母叔微，为平肝火仲淳、镇惊第一叔微。肝阴内亏，厥阳上越，乃阴耗阳亢，宜此养肝之体，清肝之用天士。以七孔、九孔者良颂。

珍珠，入厥阴，故能安魂定魄，明目治聋时珍。中风痰厥肿喘之类，及膏粱厚味之人，顽痰胶固于心胸，此能直达结痰

---

① 即不离：原作“不离即”字，据《本草述》卷之二十九“牡蛎”乙正。

之所，使其心胸清利，取效甚速王伯学。

蚌《嘉祐》

气味：甘咸，寒，无毒。

主：解热化湿，化痰消积。

蚌字象形也时珍。不分江湖，俱应月而胎珠。夫月[①]以至阴之精，借光于日，是至阴之精固有至阳之用也。应气而生，则其壳甘寒，讵不因至阴之气以清热，而阴中有阳者以利湿乎若金？

方诸水，以壳向月，则津而为水《淮南子》。方诸，大蚌也时珍。明目定心，祛热止渴藏器，清神定魄石顽，取其清明纯洁，敬之至也时珍。

珠，蚌之阴精《说文》。凡蚌闻雷则瘃[②]瘦，其孕珠如怀孕，故谓之珠胎。语云：中秋无月，蚌无胎《格古论[③]》。月各有望，惟中秋主维四时之枢键，处三秋之正中，交两弦之嘘噏，烹金水之华藏时也。蚌食其光而孕珠，此以坎填离，比于神丹金液子由。心虚有热，则神气浮游；肝虚有热仲淳，则魂魄无定叔微。此秉太阴之精气所结，其体光明，其性坚硬，故能镇心神浮越仲淳，安魂定魄时珍，亦假其神气也讱庵。然月之盈亏又系于日若金，月死而螺蚌膲[④]《淮南子》，正指阴不得阳之故。然则若金 珠者阴之阳也管子，本至阴之精，乃分至阳之光；丽至

---

① 月：原脱，据《本草述》卷之二十九“蚌粉”补。

② 瘃（zhòu 皱）：收缩，缩短。

③ 格古论：原作“枢古论”，据《本草纲目》第四十六卷“真珠”改。

④ 膲（jiāo 焦）：肉不满。

阳之光，乃凝至阴之质。所治中风热痹①诸症，类有转阳入阴②而神其清化者。即治惊不止于镇怯若金，因肝虚而内受风邪叔微，似乎惊悸者③；治目不止于祛翳④障志，有因于肝虚者。所疗诸症，非由阴育阳，即由阳畅阴，有合于厥阴之属少阳者乎？胎于秋月，乃为金木之交媾而大益肝脏若金。得太阴之精而通神明鞠通，补阴明目，镇逆安神，皆取蚌性纯阴，感月而胎之效秉衡。

含浆《尔雅》，乃真阴天一之精。清热安胎，消痰除湿，解酒积，丹石药毒恕轩。

螺蛳《别录》

气味：甘，大寒，无毒。

主：目热赤痛，止渴，疗热醒酒⑤。

螺同蠃，象形也。师，众多也。其类众多，故名螺蛳。其壳旋纹，其肉视月盈亏时珍，故月毁于天，螺消于渊充。能于水中，旋行成道晓澜。得水气多而形小石顽，秉水土阴气仲淳，性能澄浊孟英，能解一切热毒时珍，下水弘景，止渴《圣惠》。得冰麝则化水《普济》，利大小便，祛腹中结热，目下黄，脚气冲上，小腹急硬，手足浮肿藏器。

白壳，乃不在泥水中若金，而陈泥中及墙壁上者时珍。凡壳皆取金气以破痰结，而此壳色白，更得金⑥气之专，以湿土始

---

① 痹：原作“痰”，据《本草述》卷之二十九“真珠”改。

② 转阳入阴：原作“转阴入阳”，据改同上。

③ 者：原缺，据《本草述钩元》卷之二十九“珍珠”补，与下“肝虚者”呼应。

④ 翳：原缺，据《本草述》卷之二十九“真珠”补。

⑤ 酒：原作“醒”，据《本草纲目》第四十六卷“田螺”改。

⑥ 金：原作“水”，据《本草述》卷之二十九“白螺壳”改。

而以燥金终若金。能祛湿热而消中焦之痰东宿，且可化阳明郁痰，通厥阴郁火晓澜。宜为尸疰，心腹[①]痛，失精，止泻弘景，反胃，心痛，下血藏器，惊风时珍，痰饮积之的对矣若金。

吐泥，澄干为末，止反胃呕噎瑶。

田螺，生田中者得土气多而形大石顽。秉至阴之化者，用以和阴中之气而开阳气，又开湿热若金，故明目下水弘景，止渴藏器，解热，利大小便，消黄疸水肿，治反胃痢疾时珍，黄疸，吐血小山，五淋白浊扶寿。

壳，同螺蛳，乃蚌蛤之属，其壳大抵与蚌粉、蛤粉、蚶、蚬[②]同功。合而观之，自可神悟时珍。

海蛤上品

气味：苦、咸，平，无毒。

主：咳逆上气，喘息烦满，胸痛寒热。有纹者，主恶疮，蚀五痔。

蛤字，象形也时珍。两片相合而生，故曰蛤中立。秉寒水之精，感燥金之化，其壳外刚内柔，象合离明，故气味咸苦而平隐庵。能补肾归阳，则阴阳相合，故字从合时泰。色白入肺，降肺气，除湿热，取以壳治壳之义元犀。主咳逆上气，喘息烦满，皆阴气虚而上逆者，则知其能归阳于阴矣。凡病之阴不为阳守[③]，而阳乃上逆，水液亦即随阳而泛溢四出若金，即水气浮肿，咳逆上气，小便不利权。在经文已包举而言之若金，如阳明所谓上喘而为水者，阴气下而复上，上则邪客于脏腑间，而

---

① 腹：原作“脾”，据《名医别录》卷第三“田中螺汁”改。

② 蚬：原作“蜕”，据《本草纲目》第四十六卷“蜗螺”改。

③ 阴不为阳守：原作“阳不为阴守”，据《本草述》卷之二十九“海蛤”改。

为水也。所谓胸痛少气，即水在脏腑间也。水者阴气也，阴气在中，故胸痛少气也《内经》，即此所主胸痛已悉言之。此导水邪而益真阴，还益其生化之源，真阴益则阳不孤行，气化斯出。推之水气所结若金，如痰饮胸胁胀痛大明。血之所结若金，如瘿瘤权之类，何莫非阴阳之不孤行以奏厥效乎若金？主寒热，以寒能除热，咸能润下，用以拆炎上之火在泾，以归失守之阳也。能开郁热，俾阳郁于阴中者。借同气之阴，引之归下，而所结之阳，亦逐[1]之以散宣，岂仅治痰饮之已哉若金。

有纹者曰文蛤，主恶疮蚀，五痔，取咸能软坚，入血分，消散上下恶气也仲淳。治咳逆，胸痹，崩中，漏下弘景，利小便，化痰软坚时珍，取咸走肾，以胜水气也无已。

蚬《嘉祐》，甘，冷，无毒。治丹石药毒颂，明目，去暴热、脚气、湿毒、酒毒、目黄《日华》。壳，止痢弘景，失精反胃吐食《日华》，除心胸痰水藏器，化痰，治吐喘咳嗽，吞酸心痛，与蚌粉同功。

蛤蜊壳，主热痰湿痰，老痰顽痰，疝气，白浊带下丹溪，心痛，定喘嗽，止呕逆，利小便，消浮肿，止遗浊，化浊，解结气，消瘿核。取寒能制火而咸润，故能降也；寒散热而咸走血，故能消也。坚者软之以咸，取其属水而性润也；湿者燥之以渗，取其经火化而利小便也时珍。乃肾经血分药，故主湿嗽肾滑之疾好古。此乃海蛤中之白壳紫唇者安石。

魁蛤《别录》

气味：甘，平，无毒。

肉，主痿痹，泄痢便脓血。

---

① 逐：原作“遂”，据《本草述》卷之二十九“文蛤”改。

魁蛤即瓦垄子，一作蚶。魁者，羹斗之名。蚶，味甘也时珍。一云瓦楞，以其壳似瓦屋也，故又名瓦屋钧①。其味甘平时珍，蛤属气，而此有血后山，故有补性，其壳走血而软坚，能消血块化痰积丹溪，血气冷气、癥瘕日华。有治积年胃脘瘀血，痰积疼痛之功石顽。

贝子下品

气味：咸，平，有毒②。

主：目翳，五癃，利水道，鬼疰蛊毒，腹痛下血。

贝子，象形也。洁白有刺如鱼齿，故曰贝齿时珍。其味咸平，所主诸症取咸润走血破坚石顽，逐湿祛水严助之功，治脚气思邈，狂热权，寒热，解肌，散结热弘景，下水气浮肿珣，二便关格思邈，中毒《圣惠》，以其透入骨空，搜逐淫湿之气也石顽。

淡菜《嘉祐》

气味：甘，温，无毒。

主：虚劳伤败，精血衰少，吐血，久痢肠鸣，腰痛疝瘕，带下，产后瘦瘠藏器。

淡以味也时珍，生于咸水之中而能淡，外偶内奇③，有坎卦之象，能补阴中之真阳，其形翕阖，又能潜真阳之上动鞠通。补五脏，益阳事，理腰脚日华，消瘿气时珍，治崩中带下诜，性同乌贼孟英。

---

① 钧：原作“钓”，据《本草纲目》第四十六卷“魁蛤”改，当指卢钧之名。

② 有毒：原作“无毒”，《本草纲目》等书贝子条皆作“有毒”。

③ 奇：原作“寄”，据《温病条辨》卷三《下焦篇》改。

鳞　部

龙骨上品

气味：甘，平，无毒。

主：心腹鬼疰，精物老魅，咳逆，泄痢脓血，女子漏下，癥瘕坚结，小儿热气惊痫。齿主：小儿、大人惊痫，癫疾狂走，心下结气，不能喘息，诸痉，杀精物。

龙耳亏聪，故谓之龙《生肖论》。鳞虫之长，能幽能明，能细能巨，能短能长。春分而登天，秋分而潜渊《说文》。其字象宛转飞动之貌铉。背有八十一鳞，具九九阳数，阳之极也。其火得湿即焰，得水即燔，以人火逐之即息，故人相火似之佃。以海为家，属阳而宅于水修园。上应东方七宿，得冬月蛰藏之精，从泉下而上腾于天隐庵。其性至动而能静灵胎，故其神灵之骨天士乃脱换所遗修园。气味甘平，乃从阴出阳，自下而上之药隐庵。凡心腹鬼疰、精物老魅，皆属阴气作祟，以神灵能辟恶气石顽，纯阳能制阴邪也灵胎。咳逆者，天气不降也；泄痢脓血者，土气不藏也；女子漏下者，水气不升也。能启泉下之水精，从地下而上腾于天，则阴阳交会，上下相和，故能治也隐庵。且其用变化莫测，虽癥瘕坚结难疗，亦穿入而攻破之。至于热气惊痫，皆肝气上逆，夹痰归并入心，此能修园敛火安神灵胎，逐痰降逆，故为惊痫癫痉之圣品。熟读经文，从此悟其神妙变化修园。即清谷亡血，男子失精，女子梦交仲景，盖以精归于肾，犹水之归海而龙得其安宅也元犀。于龙之飞潜，见阳之变化莫测；于海之潮汐，见阴之运动不穷。痰，水也，随火而升，龙属阳而潜于海，能引逆上之火、泛溢之水，而归其宅，为治痰神品修园。正天地元阳之气所生，藏于水，而不离乎水者也。

故春分阳气上，井泉冷，龙用事而能飞；秋分阳气下，井泉温，龙退蛰而能潜。人身五脏属阴，而肾尤为阴中之至阴，凡周身之水皆归之，故人之元阳属也，是肾为藏水之脏，而亦为藏火之脏也。所以阴分之火动而不藏者，亦用此借其气以藏之，必能自返其宅也灵胎。然龙之遍体[①]皆灵，何独取骨以为用？谓阴阳变化之妙，即形归神，即神征形，可以疗阴阳乖离之病，惟骨为得先天真一之气耳。所治诸症，如阴之不为阳守若金，惊痫，狂痫，谵妄，盗汗自汗弘景；阳之不为阴固若金，多寐泄精，溺血弘景，崩带权，脱肛时珍。用灵物之形神，疗阴阳之乖忤，皆以气相感者也若金。

齿，与骨同义，但齿则属骨、属肾，皆主闭藏，故于安神凝志之效尤多灵胎。肝藏魂，能变化，故游魂不定者宜之叔微。清镇魂魄者，阳之神也。观惊痫癫疾结气等，治总皆入肝敛魂，可疗阳神之脱石顽，同气相求之妙，为收镇肝气之剂也时珍。

鲮鲤《别录》

气味：咸，微寒，无毒。

主：蚁瘘。

其形如鲤，穴陵而居，故曰鲮鲤。穴山而居，寓水而食，故曰穿山。其甲气味咸寒，出阴入阳，穿通经络，达于病所时珍。凡冲脉所行之地，无处不到复正。性善走，能行瘀血仲淳，于营分以破邪之留结讱庵。治风痹疼痛，通经脉，消肿痈，排脓血，下乳汁，通窍杀虫，除痰疟时珍，发痘仲淳。此物食蚁，可治蚁瘘弘景，疮癞疰疾仲景，中风瘫痪谦甫。

---

① 遍体：原作“变化”，据《本草述》卷之二十八“龙”改。

蛤蚧《开宝》

气味：咸，温，有小毒。

主：久咳肺劳。

蛤蚧因声而名时珍，味咸归肾经，性温助命门，色白补肺气石顽。故肺虚劳嗽有功宗奭，取其滋补也时珍。温补助阳，阳事不振者宜之。专温肺气，气虚喘乏者宜之，虚则补其母也石顽。

蛇蜕下品

气味：咸、甘，平，无毒。

主：小儿百二十种①惊痫，蛇痫，癫疾瘛疭，弄舌摇头，寒热肠痔，蛊毒。

蛇字，象形。退脱之义也，故曰蛇蜕时珍。色白如银，气味咸平，秉金水之气化，金能制风隐庵，故主治皆风毒袭于经中石顽。风善行而数变《内经》，此亦善行而数蜕。辟恶，取其变化性灵也；祛风，取其属巽性窜也；杀虫、蛊，用其毒也；祛诸风②，退目翳，取其退脱，会意从类也时珍。

白花蛇，主肺脏之风；黑花蛇，主肾脏之风石顽。

人　部

人发上品

气味：苦，温，无毒。

主：五癃关格不通，利小便水道，疗小儿痫，大人痓。仍

---

① 百二十种：原作“百十二种”，据《本草纲目》第四十三卷“蛇蜕”改。

② 风：原作“疯”，据《本草纲目》第四十三卷“蛇蜕”改，白花蛇条同。

自还神化。

人者，仁也，仁生物也《释名》，天地之性最贵者也《说文》。爱生恶死，人物同然。古贤用虫类等药，人命为重，不得已而用之补斋，尚干天怒，老神仙思邈且自误矣恕轩。若食其同类，以人食人时珍，残忍伤人承，均属岐黄之魔道补斋，殊非仁人之用心承。未能邀福于神明，反欲责功于枯骨，孽中作孽，冤上加冤，何其悖也补斋。故圣人于人惟发髲，其所以别人与物也。今于此部，惟无害于义，不悖于理者，收附于下而详述之时珍。至河车炮紫，铝鼎煎红补斋，童脑生势，交骨迷魂恕轩，孽归作俑，神鉴难容，概从屏削补斋。发，气味苦温，火之气味也隐庵。血之余也《内经》，则不能入心，而入小肠，以小肠为心之出路也。且发亦①毛类，肺主皮毛，而为水源灵胎，故首主五癃关格。水与血是二是一，以补为行若金，利小便水道，非一定之理乎灵胎？小儿天癸未至，故病惊；大人天癸已至，故病痓隐庵，以其能开通痰血之滞石顽及滋润血脉之功也灵胎。"仍自还②神化"一句最妙，谓发为血余，乃水精奉心化血所生，今取以炼服，仍能入至阴之脏，助水精上奉心脏之神，化其血也元犀。凡吐血、崩衄诸症，皆宜用此也隐庵。

爪甲，筋之余，其味甘咸时珍，其性锐利石顽，故能催生下胞，下利小便时珍。治尿血及阴阳易病思邈，散乳痈、乳岩、虱症有效仲淳。

乳者，化之信，故字从孚、化省文也。乃阴血之所化，生于脾胃时珍，故滋血者还以乳若金。大人饮乳，仅得其滋阴养

---

① 亦：原作"以"，据《神农本草经百种录》"发髲"改。

② 还：其后原衍"自"，据《金匮方歌括》卷五《黄疸病方·猪膏发煎》删，上与主治合。

血，助液濡枯，补胃充肌而已。化蚕蛹，马汗毒孟英。

粪，乃糟粕所化，故字从米异，会意也。燔服，治麻骨瘟松峰。

金汁，以粪入瓮埋土中，数年取出清泉石山。乃浊阴导下，有降无升，入土既久，祛浊留清。身中诸火逆上，仍用身中降火之品治之，此竹破还将竹补法也士材。凡热毒伤人脏腑，遇此即解。以脏腑所转化之苦寒，较他药更自亲切若金。得土气最久，大解热毒石顽，天行热狂、热疾中毒大明、昏热势剧者石顽，与饮即解，乃善于脱化也若金。

尿，从尸从水，会意也时珍。必用童子小便者，取其知识未开，而无妄动之火也秉衡。阴虚火动，热症如燎者，用以滋阴降火甚捷彦修。凡人清之浊者为小便，与血同类也，故味咸而走血时珍，消瘀血也大明。能于浊者升其清气，俾上行以达天；清中降其浊者，俾下行以至地，此后天气血不离肺胃为之炉冶也。惟肺胃乃升清降浊之地，即有裕阴降火之神。盖阳升而阴随者，是谓裕阴，阴降而阳归者，是谓降火若金。以浊液仍归浊道鞠通，为清营妙品孟英，血症要药澄。

中白，乃溺之精气结成仲淳，降雷龙之火惺庵，又能迅扫浊邪，下趋阴窍孟英。凡浊阴不化，如血症当首及，而更于治肺为切当。所治上焦口舌诸症，皆就清阳之能化以化浊阴，使阴中之阳至于上，阳中之阴达于下，故能化血归经也若金。

中黄，大解天行狂热，湿热疫疠，温毒发斑最捷，以污秽之味同气相求，直清中上污秽热毒，合甘草则性缓而能解毒也石顽。

秋石，以秋命名，专取秋气下降之意。祛其咸寒，转成温补，能滋阴降火，补益下元，散瘀血助阴精，降邪火归真阳，止虚热嗽血劳瘵之仙品也石顽。滋肾水，养丹田，返本还原，归根复命，安五脏，润三焦，消痰咳，退骨蒸，软坚块，明目清心，延年益寿嘉谟。

紫河车，治虚劳藏器。

天灵盖，治传尸劳思邈。

脐带，一名坎气，解本儿胎毒时珍。近时患梅疮者甚夥，安知无梅疮衣胞？此疮能延及子孙。夫忍于食人之胞以自裨，盖仁者尚不为，况未必有功而适以滋害如此，可不戒哉秉衡！

卷　十

土　部

黄土《拾遗》

气味：甘，平，无毒。

主：解诸毒，热毒，泄痢下血。

土为万[1]物之母，黄乃中央正色《内经》[2]。不占秽渍，故不色黑。五行之主，坤之体也。具五色而以黄为正，具五味而以甘为正。其为德，至柔为刚，至静有常，兼五行生万物。在人则脾胃应之，入药取补助戊己之功时珍。万物得土即化，故专解诸毒弘景。补土而胜湿，则治吐利下血时珍。以土胜水，水得其平，则风自退，故治瘾疢仲阳。

东壁土，常先见日弘景，脾土喜燥而恶湿，故取太阳真火所照之处，引真火生发之气，补土胜湿时珍，则治泄痢霍乱藏器，反胃呕吐时珍。受阳光最多，土能解诸臭，用以补土，亦易为力矣石山。

灶心土，乃釜下黄土也，名伏龙肝弘景。有火土相生之妙仲淳，燥可祛湿之才，故为止血要品《阆风》，治便血仲景、崩中、吐血弘景之虚脱者《阆风》。补土所以敌木，木平则风息在

---

① 万：原作"黄"，据改同下。

② 内经：此二句见于《神农本草经疏》卷三十补遗玉石部"黄土"条。吴崑注《素问》在《五脏生成篇》等处皆有"土为万物之母"语，当为注文误作原文。

田，为脾与肝之剂，本火土相生之义。俾水土各奠其位，又必因水土合德之义，俾土木互相为用，乃全其土中生育之化，是则黄土之用，非漫然祛湿也，正欲用阳以化阴。而俾湿化得行也，湿化行而血乃化，所以治血症者，非以止涩为功，盖补其生化之源，乃为固脱耳，推之若金崩弘景带、泄精大明胥效矣，亦非用其燥也，更欲化阴以和阳。而俾风化得平也，风化平而气乃和，所以疗风证者，非以疏散为功，盖益其合化之原，乃为静风耳，推之若金狂癫蛊毒、中恶猝魇时珍可愈矣若金。

火　部

百草霜《纲目》

气味：辛、苦，温，无毒。

主：上下诸血，崩中，阳毒发狂。

烧百草之煤石顽，其质轻细，故谓之霜。在釜脐《四声》，在梁上恭，在灶额，皆是烟气结成[1]，但其体有轻虚结实，重者归中下，轻者入心肺。梁上者微寒，其味辛苦时珍。黑色属水，而火化之精微者仍归于黑，似有归其所始之义。故先哲治血，取其由水以化血，又由血而归水，故能疗血之病于火者。即不必血之病于火者而皆治之，总由水火合化之原，更取水火转化之气，更取水火合化之妙。亦且用之以益虚，故为血症主剂以奏效，握枢机以转关若金。收解三焦结热，又消积滞，兼取火化从治之义时珍。

墨，古者以黑土为墨，故字从黑土时珍。今以松烟所成如土，故亦名墨志。属金而有火，甚助补性，又能止血丹溪，治天丝毒孟英，以血得热则行，见黑则止也扬俊。

---

① 结成：原作“结气”，据《本草纲目》第七卷“百草霜”改。

水　部

露《拾遗》

气味：甘，平，无毒。

主：润燥，涤暑，除烦。

天气下降而为露《乾象占》，阴之液也邕。天之津液《玉篇》，着物于道旁时珍。苏诗云：露珠夜上秋禾根，以稻苗上者最佳而多。诸草木皆需天露始润，惟稻至酉时，其上津润之气已达恕轩。质清石顽，甘凉，极能解暑遵程。缘暑乃天之阳邪，露乃天之凉气，清凉肃降，炎暑潜消，道本自然孟英，故曰白露降则暑止矣。疟必由暑，故治疟涤暑遵程，养胃生津孟英。清肃能清邪热，甘润不伤正阴，又得气化之妙谛鞠通。

霜，乃霜降。阴盛时珍，清风薄之《乾象占》，露结为霜兴嗣，所以杀万物时珍。气寒解热藏器，杀虫解毒，止疟孟英，以其气惨毒，生物皆丧也《释名》。

荷叶上露，益肝解暑，清气宽中恕轩。

菖蒲上露，清心明目孟英。

韭叶上露，凉血止噎孟英，去白癜风时珍。

柏叶上露，明目时珍。

菊花上露，养血息风孟英。

蔷薇上露，止渴解酲时珍。

雨《拾遗》，水从云下，其字象形也《说文》。雨雪之水，皆名天泉，其质最轻，其味甘凉，养阳分之阴，清上焦之热，以宿久澄澈者良孟英。

雪，洗也《释名》，凝雨为雪《说文》。洗除瘴疠虫蝗也，解天行时气瘟疫藏器。杀虫解毒，治热狂，暑暍，霍乱孟英，腊月者佳宗奭。

流水《拾遗》

气味：甘，平，无毒。

主：下焦腰膝，通利大小便。

水者坎之象，其纹横则为坎，竖则为水①，其体纯阴，其用纯阳时珍。水之为性，浮而散者也。凡物重于水者，入水即沉②，轻于水者，必浮水面合性氏。流止寒温，气之所钟既异。甘淡咸苦，味之所入不同。盖水为万化之源，人之命脉也，而营卫赖之，卫生者所当潜心也时珍。

千里东流水，顺势归海思邈。其性急速而下达，其味甘平花溪。能荡涤邪秽藏器，通膈下关宗奭，故通二便风痹花溪。气滞血凝，痰阻便闭，取其润下，行而不停也士材。

甘澜水，扬之万遍《内经》，又名百劳，治目不得瞑《内经》，奔豚症仲景，五劳七伤，肾虚脾弱思邈。用之取其不助肾邪，而益脾胃也时珍。

潦水③，不助湿热无己。

海水，味苦而咸，近赤道之水尤咸，应月盈亏而为潮汐合性氏，时有逆流，其性逆而倒上，故发吐痰饮药用之天民。

井泉《嘉祐》，象水流穴中之形时珍。新汲清泉禹锡，取天一之真气，浮于水面也花溪。其性寒，补阴中之阳，清下焦之热孟英。宜煎补阴花溪及痰火气血时珍、失血、遗精、便滑药，取其凝结而不流也士材。

---

① 竖则为水：此指坎卦卦象图竖形态如“水”字。

② 沉：原作“重”，据文意改。

③ 潦水：雨后的积水。《本草纲目》第五卷“潦水”：“降注雨水谓之潦，又淫雨为潦。”

地浆《别录》，得重阴之气天士，为阴中之阴，能泻阳中之阳。治中暑霍乱，及暑热内伤，七神迷乱天益。解中暑烦闷弘景，中毒西池，救垂绝之阴石顽，亦和中补土也孟英，澄清者用弘景。

冰《拾遗》，冰者太阴之精，水极似土，变柔为刚，所谓物极反化也，故字从水，从仌①。其气寒时珍，祛热藏器解渴，消暑毒瑞，解烧酒毒时珍，疗疫西池，取其阴寒下降也士材。

气化水《拾遗》

气味：甘，淡，无毒。

主：养津液，调脾胃孟英。

以甜水蒸取其露，气味甘淡孟英，取水化为气，气复化水西池，以气上蒸而得露，虽水类而随气流行晴初，有循环相生之妙西池，具升降之机而养津液孟英。肺热而肾涸，清金则津液下泽，此气化为水，天气下为雨也；肾涸而肺热，滋阴则津液上腾，此水化为气，地气上为云也西池。凡伤阴化燥，清窍干涩及晴初阴不升而阳不降者，宜以此调之士材。而升降之枢，脾为之主，故兼主中枢不运也。诗云：蒸取轻灵气化水大昌，奇功千古少人知西池，善调升降充津液大昌，滋水清金西池更益脾大昌。为清轻之品，气津枯耗，胃弱不胜药者最合晴初。烹炼草木花果皆成天露，露乃去滓垢而取精华寿平，不待胃化脾传，已成微妙熊三，所具清冽可以疏沦灵府恕轩，通灵无滞以治疗百病。虽沉痼，投之立起，久服可以扶衰引年寿平。名品甚多，今列其常用者于下，余俟续考以补其全恕轩。

烧酒，其清如水，味极辛烈，盖酒露也。大热大毒，与火

---

① 仌（bīng，冰）：冰的本字。《说文》：“冻也，象水凝之形。”

同性，得火即烧，能开拂郁而消冷积，杀虫辟瘴，胜湿祛寒，辟秽温胃，劫剂也时珍。

金银花露，气芬味甘，开胃宽中，解毒清火，散暑愈疮恕轩。

薄荷露，气烈味辛，凉膈发汗恕轩，清凉解热，发散风寒《金帖》。

玫瑰花露，气香味淡，和血平肝养胃，宽胸散郁恕轩，治肝胃气痛《金帖》。

佛手露，气香味淡，能疏膈气恕轩，解郁宽胸《金帖》。

香橼露，气香味淡，消痰逐滞恕轩。

桂花露，气香味苦，疏肝恕轩清气《广和帖》，治龈胀牙痛，口燥咽干《金帖》。

茉莉花露，气香味淡，解一切陈腐之气恕轩。

蔷薇花露，气香，散胸膈郁气，温中达表，解散风邪恕轩，降浊气孟英，止疟涵芬。

兰花露，明目舒郁恕轩。

鸡鸭露，大补元气，生津明目，为五损虚劳，发痘神品恕轩。

米露，大补脾胃恕轩。

稻露，和中纳食，清肺开胃恕轩。

姜露，辟寒，解霜雾毒，驱瘴，消食化痰恕轩。

椒露，明目开胃，运食健脾恕轩。

丁香露，味辛，治寒澼胃痛恕轩。

梅花露，解先天胎毒恕轩。

地骨皮露，解肌热骨蒸《金帖》，一切虚火《许帖》。

藿香露，清暑正气《许帖》。

荷花露，止血消瘀，清暑安肺，和中《许帖》。

桑叶露，祛风清热，治目疾红筋《金帖》。

夏枯草露，治瘰疬，鼠瘘，目痛羞明《金帖》。

枇杷叶露，清肺宁嗽，润燥解渴《金帖》，和胃，下气定喘，消热《许帖》。

菊花露，清心明目，祛头风眩晕《许帖》。

佩兰露，涤暑除烦，舒郁逐秽《许帖》。

金柑皮露，舒郁，治左胁痛《药帖》。

青蒿露，清虚热，除暑疟，养胃益肝《药帖》。

橄榄露，清咽化痰，开胃止渴。

十大功劳露，治骨蒸内热，阴虚干咳《药帖》。

肺露，补肺化痰止咳《药帖》。

百沸汤《嘉祐》，取气腾，能取汗助阳气，行经络宗奭。

缲丝汤，止消渴时珍，能引清气上朝于口，又蚕与马同属午火，心也。作茧成蛹，退藏之义，故能泻心火而止渴也西池。

阴阳水《拾遗》，以新汲、百沸和匀也。治浊阴不降，清阳不升为霍乱藏器，饮此即定，和其阴阳，使得其平也时珍。治疟极妙孟英。

酒《别录》，就也《说文》。所以就人之善恶也时珍。大寒凝海而不冰，其性热也弘景。甘苦辛酸皆不是，其味异也孟英。行药势①，杀百邪恶毒气弘景。可以通行一身之表，至极高分好古，通血脉，散湿气藏器，横行经络，走散皮肤，开发宣通仲淳。能令人神昏，以其有毒也，陈久者良弘景。一名黄酒，亦云元陈酒，言其色也时珍。

---

① 势：原作“热”，据《本草纲目》第二十五卷“酒”改。

醋《别录》，措也，能措置食毒也时珍。味酸苦温弘景，得温热之气，从木化而味酸，酸能敛，温能行仲淳。治痈肿，杀邪毒弘景，杀鱼肉、诸虫毒日华，无非取其酸收之义，又有通行解毒之功时珍。

谷 部

小麦《别录》

气味：甘，微寒，无毒。

主：除客热，止燥渴咽干，止血，止汗。

麦字从夹从夊，象形也字典。引饴厘①麰，麦也，始自天降向。一来二②缝，象芒束之形，天所来也《说文》。来字即麦字之半义门。麦属火，心之谷也《内经》。发生于降收之候，值夏气蓄盛而即告成若金。秋种冬生，春长夏实中立。金旺而生，火旺而死《说文》。具四时冲和之气中立。肝之谷也，其色赤，得火气而入心；其气寒，秉水气而入肾；其味甘，具土味而归脾胃修园。是其育质受气，从少阴而归至阴，由至阴而达少阳，故能除客热，烦渴咽干若金，皆心之病也时珍。一受气于阳中太阳而随成熟，故为心之谷，养心气，止血而止汗也若金。须作汤，不令皮拆③恭，可知皆取外麸④之力，仍取温性内存以辅助石顽。养心补液为攘外安内元犀，盖汗为心液，麦为心谷也讱庵。

浮者无肉讱庵，全无温性，尤能止汗，汗固心液也，俱西

① 厘：通“来”。

② 二：原作“一”，据《说文》改。

③ 拆：通“坼”（chè 彻），裂开，分裂。

④ 麸：原作“肤”，据《本经逢原》卷三“诸麦”改，义胜。

北产者良时珍。

麸，皮也《说文》。与浮者同功时珍。

神曲《嘉祐》，以麸和药包罨①而成，故字从麦、从米、从包省文，会意也时珍。曲，朽也，郁使生衣败朽也熙。神者，取诸神聚会之意时珍。由脾胃利益之物，还行其变化之气，似能蓄阳以达阴若金，故于消积导滞，化水谷宿食，健脾暖胃东垣，下气时珍之外，有旋运若金其生化之功时珍。生用能发其生气，熟用能敛其暴气也维德②。

蒸饼《纲目》，消食，养脾胃，温中化滞，益气和血，止汗，利三焦，通水道时珍，治淋琳。

秆，利水通淋时珍。

奴，治阳毒温毒，斑狂肱，取从火化之象也时珍。

大麦《别录》，一名穬麦，《诗》云：贻我来牟。牟③，通作辨，大也《说文》。其性更平士宗，益气调中弘景，有实五脏，厚肠胃之功仲淳。

芽，咸温弘景，代戊土腐熟水谷好古。咸能软坚，温主通行④，其生发之气，助胃气上升，行阳道而主健运仲淳，消导糯米食积，观造饧⑤者，可以类推时珍。故曰引饴厘辨向。消食和中弘景，开胃破癥日华，回乳丹溪，祛胎焘。虽助戊土以腐熟水谷，然治东逸乳房胀痛欲成痈者立斋，其破血散气可知矣东逸。

须，有消肿胀之功谢城。

---

① 罨（yǎn 掩）：覆盖，敷。

② 维德：原作“惟德”。倪维德，元代医家，著有《原机启微》。

③ 牟：原缺，据《本草纲目》第二十二卷“大麦”补。

④ 主通行：原又衍此三字，据《神农本草经疏》卷二十五“大麦”删。

⑤ 饧：原作“锡”，据《本草纲目》第二十五卷“糵米”改。

胡麻上品

气味：甘，平，无毒。

主：伤中虚羸，补五内，益气力，长肌肉，填髓脑。

胡麻即油麻《正字通》，本名巨胜，言其多脂油时珍，即黑芝麻也《正字通》。甘平质润石顽，木谷而治风河间。其色黑，入通于肾《内经》而能润燥时珍，赋天一之气，尤能以润五脏者，还归肾而填补脑髓。至于治风，功归益血。其脂润，已能从中土之甘，化风火之燥，况其由肾至肺以润五脏，而还归于至阴之地，以填骨空，骨乃肾所主也若金，如疗伤中虚羸时泰。则知祛风之义若金，乃治风先治血临川，血润则补五内，气力自充，肌肉自长，脑髓自填矣天士。

油，最能解毒时珍，补液，息风孟英，润肺气权，杀笋毒赞宁，下通便难，是其所长石顽。

大麻上品

气味：甘，平，无毒。

主：补中益气。

大麻一名火麻，秉木火之气以生，其仁独多脂液，惟能润下。首谓补中益气，是属何益？盖人身之气化液，液化血，固已得生于木火，而气味甘平，先入脾胃若金，胃热便难，脾约仲景用之，取润中土枯燥石顽，可以谓补中益气也。非血药而有化血之液，不益气而有行气之用，其逐风也不能离乎血，其调血也不能离乎气，故于大肠之风燥最宜若金。

薏苡米上品

气味：甘，微寒，无毒。

主：筋急拘挛，不可屈伸，风湿痹，下气。根，下三虫。

色白甘淡，气凉性降，意其以湿热下行。盖秉秋金之全体，养肺气以肃清，凡湿热之邪客于肺者，非此不为功也，故名薏苡也润安。秉金气则能制风修园，扶土所以抑木讱庵。肝为风脏而主筋，故治筋之缓急，拘挛不可屈伸，风湿痹修园，乃湿热不攘，大筋软短，小筋弛张，软短为拘，弛张为痿也《内经》。凡筋急痹痛皆痿症之类，此甘淡冲[①]和，质类米谷，体重味厚灵胎，故能健脾益胃，祛风清热，除湿时珍舒筋，乃治痿独取阳明也。既能通降湿热，性专直达下焦，故主下气灵胎。湿行则脾健，金清则肺治天士，从天气以达地气，即此可参金气为土用之义若金。然治肺痈肠痈，胸痹仲景，脚气诜，水肿弘景，转筋便泻孟英，五淋疝气时珍，以其功专利水，湿祛则脾胃健而筋骨利，痹愈则拘挛退而脚膝安矣石顽。

根，除阳明湿热之虫灵胎，治蛔虫心痛梅卧。又肺痈初起可消，已溃可敛，屡效石顽。

秫米《别录》

气味：甘，平，无毒。

主：寒热。

秫字象禾体柔弱之形时珍。秉阳明燥金之气鞠通，故气味甘平，肺之谷也。故祛寒热，以肺病多作皮寒热也时珍。胃不和则卧不安，阴虚则目不瞑《内经》。此能假道胃卫以入脾营而达阳跻之络宝素，补阳明燥金之不及而渗其饮鞠通，养胃和中士材，阴阳和则卧立至矣《内经》。

黑大豆上品

气味：甘，平，无毒。

---

① 冲：原作“中”，据《神农本草经百种录》“薏苡仁”改。

主：杀鬼毒，止痛。生研，涂痈肿。黄卷，主湿痹筋挛，膝痛不可屈伸。

豆字象子在叶中之形时珍，乃肾之谷也《内经》，其形类肾，而又黑色通肾，故能补肾颖。气味甘平，能制风热而活血解毒时珍，补肝肾，息邪风孟英，滋水息肝生白，解金石药毒日华，截疟祝穆，止盗汗、头风、脚气、痰喘、带下、腰痛酸软恕轩，杀鬼毒，除痹袪肿，止痛弘景。歌曰：黑大豆甘，腰子样式，所以补肾，药饵宜入。即是马料，煮寒炒热，调中下气，止痢挛急，利水除胀，追风活血，生研敷肿，吞止烦渴，解一切毒。甘草煮汁，伤中淋露，产后诸疾，明目悦颜，制服有益。穞豆黑小，甘逐邪风，冷痹血滞，浸酒和融恕轩。

黄卷，水浸出芽隐庵。始生之曰黄，黄而卷，曲直之木性备矣若金。从湿热蒸变而成，能化酝酿之湿热，而蒸变脾胃之气鞠通，故治邪在血脉之中，上下不通河间。湿痹筋挛，膝痛不可屈伸。屈伸有曲直，象形从治法也若金。麻黄汤浸者即可发汗元仪，消水病胀满《圣济》，为通用表散药也香林。

豉，嗜也，蒸罨而成弘景，调和五味，可甘嗜也《释名》。已经蒸腐，性极机和平灵胎，能升能散时珍，化浊为清郊倩，味兼咸苦，能杀六畜诸毒弘景，功擅开发上焦郁抑①，宣导浊阴逗留润安。治伤寒寒热，瘴气恶毒，烦躁满闷弘景，时疾呕逆时珍，霍乱孟英，疟疾大明，发斑思邈，凡湿热秽浊扰乱中宫者，是为对症良药孟英。能发汗藏器，开腠理仲淳，宣脾胃之气以际周身若金，为伤寒温热宣表达邪之品仲淳。以黑豆所罨，得湿热之气，酿成败秽之质，能引内邪从巨阳蒸汗而解羲桐。豉，支

① 抑：原作“折”，据《本经疏正》卷九“淡豆豉”改。

也，支格之谓，故服此药，邪支持或从呕吐而解，或从大汗而解。炒炭止盗汗《药帖》。

腐浆，浸碎煎浆也时珍。性凉，清热恕轩润燥，化痰清肺孟英，下气，利便通肠，止淋浊恕轩，便血，盐哮，黄疸羽仪，痰火喘咳，肺痈肺痿恕轩，宁嗽补血，补羸泻火，通淋浊延庆。

腐皮，其面凝结也时珍，养胃解毒恕轩。

腐粑，锅底所结也恕轩，开胃消滞逐积《药性考》，治淋痢反胃恕轩。

腐泔，通淋癃，下痰通便，清热恕轩。

腐《淮南子》，宽中益气，下大肠浊气宁原，清热散血，解酒时珍，食此不消，杏仁瑞、莱菔可化延寿。

酱，咸冷，除热止烦，杀百药及热汤火毒弘景，杀一切鱼虫菜蔬毒日华。

皮，止盗汗，功胜大豆孟英。大抵诸豆①所作之物，皆可解毒耳时珍。

赤小豆中品

气味：甘酸，平，无毒。

主：下水肿，排痈肿脓血。

豆为肾之主谷，赤小者又为肾之心物，水之用药子由。其性下行，通乎小肠，行津液，利小便时珍，故主水用不行，致作水肿及痈肿者子由。惟阳得化于阴而水元裕，阴又即化于阳而水用行，故首主水肿若金。而难产，下胞衣，通乳汁时珍，皆其的对。至排脓血若金，如下血《金匮》，血利，脚气诜，热毒痈肿权，皆得于心与小肠之气化，裕其元以达其用者，推治之

① 豆：原作“痘”，据文意改。

矣若金。瘟疫亦用之，取其通气除湿，散热时珍解毒之功日华。紧小而赤黯色者用孟英。

绿豆《开宝》，以色名也时珍，味甘而寒志，解一切草木金石诸药毒宁原，清胆养胃，解暑孟英止渴，润皮肤诜，消水肿志，利小便思邈，已泻痢，析醒弭疫孟英。凡热毒劳热，诸火热极不能退者，此善于解毒清火景岳，为热毒发狂之要药仲淳。

皮，解热毒时珍，清风热，化斑疹，消肿胀孟英，反榧子藏器。

扁豆《别录》，荚形扁也时珍，子以白者为胜孟英。秋成色白，其气腥香，其性温平，专补脾胃而解毒时珍。有土金水连贯三脏之义，右迁而降，自然不远暑息热消，渴除痢止矣时珍。

皮，健脾下气弘景，化清降浊时珍，消暑和中，解一切草木毒权，安胎，治霍乱，消渴时珍，赤白带下仲南，止泄利呕逆诜，六畜肉毒《广记》。

花，清肺络，取芳香而散，且保肺液而解暑鞠通，解毒孟英，治赤白带下颂，血崩泄痢，功同其子时珍。

刀豆《纲目》，以荚形名也。其子温中下气，暖补元阳，治病后呃逆，取其下气归元也时珍。

壳，治头风《集听》，鼻渊希尧，久痢天士，腰腹胁胀痛欲死万氏。

蚕豆《食物》，其荚状如老蚕时珍，蚕时始熟王祯，一名胡豆，俗名寒豆时珍。八月下种，冬生苗叶，其萁方茎中空，叶如匙头，本圆尖末，面绿背白，一枝三叶，花紫黑白色时珍。感一阳而生隐庵，阴气将尽，即成枯槁而色黑，故盛阳留结灵胎。一切血症，夏秋痢疾霍乱家秘。醒酒用伏中再生者颖。

壳，治漏天士，小便不通于圣。

子，健脾孟英快胃，治吞针入腹，同韭菜食时珍。

谷《别录》

气味：甘，平，无毒。

芽主：快脾开胃，下气和中，消食化积。

谷，续也，百谷之总名《说文》。稻者，溉种之总名愿。苗生既秀，谓之禾机。又凡谷皆曰禾《春秋疏》。禾，嘉谷也，二月始生，八月而熟，得时之中，故谓之禾。禾，木也，木旺而生，从木[1]，从𠂹省，𠂹象其穗《说文》。禾成于秋《春秋疏》，秋者百谷成熟之期𤁉，天子命作嘉禾《尚书传》。异亩同颖，天下和同之象《孔传》。

芽[2]，凡谷皆可时珍，则具生化之性，味甘气平仲淳，能开发胃气[3]，宣五谷味，以升出为发开若金，其功健脾开胃，下气和中，消化食积时珍。生则运化为多，炒用消导为多退庵。

秧叶鲜，谷属阳明燥金，清胃热而充胃液鞠通。

根，性甘凉润下生白，能退阴分燔灼之热。种植以来，不见天日，得土水之长，清而不克天士，胃津劫夺，热邪内据，津枯邪滞，非此不解生白。

秆，性甘温，治寒湿时珍，发黄藏器，停食腹胀，消牛肉积，服瓠吐利颂。

杵头糠，治噎用此，亦舂捣义耳弘景。

米，象禾实之形《说文》。粳者，人所常食米也仲淳，感天

---

① 木：原作“禾”，据《说文》改。
② 芽：原接上段，本段当属谷芽功用，据此分段。
③ 气：原脱“气”字，据《本草述》卷之十四“蘖米”补。

地中和之气，同造化生育之功颖，为五谷之长，人相赖以为命者也。自上古圣人树艺，至今不可一日无也。秉土德之正，虽专主脾胃，而五脏生气、血脉髓精因之以充溢，筋骨、肌肉、皮肤因之而强健仲淳。除烦止泄弘景，特其余事耳仲淳。

油，煮取其油，能实毛窍恕轩，滋养五脏秉衡，肥肌体丹若，填补肾精秉衡，滋阴丹若，长力，利小便，通淋。精清不孕，久服即精浓恕轩有子。愚按：精生于谷，油乃米谷之精华，补液生精益气，固胜他药，故精、气字皆从米秉衡。邪衰正夺者，亦须清米饮以为接续孟英，盖能畅胃气，生津液也时珍。

陈仓米，补五脏，涩肠胃日华，下气，除烦渴，调胃，止泻弘景痢诜。

锅焦，味苦，补气运脾，消食止泻恕轩。

红曲，米受湿热郁成。治脾胃营血之功，得同气相求之理时珍。消食运脾，活血，治赤白痢要药丹溪。

香粳米，芳香悦土，尤能醒胃鞠通。

糯米，一名元米，其性温和弘景，补脾胃肺之虚寒时珍，坚便缩溲，止汗发痘讱庵。

饴，煎熬而成，怡怡然也时珍。甘而大温弘景，甘能补土，缓可和中，所以蔼辉大补脾之不足好古，建中焦之阳也蔼辉。治唾血，消痰润肺止嗽思邈。治蛟龙症病仲景，化稻芒鱼骨洪，钱钏焘，乌附毒《圣济》。畅中土之气，以化液化血，此胃之所以能和，而虚乏所以能补也若金。

米则可粥可饭，为世间第一补人之物，强食亦能致病戕生孟英。《易》曰：节饮食。《论语》曰：食无求饱。尊生者，能绎其义，不必另求他法。故神农氏播谷之余，即收药味；有熊氏[①]垂裳[②]之际，聿著方书孟英。医师之良，俱收并蓄，待用无遗韩文。为将为医，理无二致，对症发药，谚语堪师，十剂七方，阵图有法，故必药性明而兵法谙，始可以制方临敌也。故此集始草木金石之药，而末殿以谷食养生也孟英。

① 有熊氏：黄帝，有熊为黄帝之国号。

② 垂裳：谓定衣服之制，示天下以礼。黄帝、尧、舜垂衣裳而天下治，后用以称颂帝王无为而治。

校注后记

一、作者生平考证

钱艺父子生平书载不多，苏州地方志编撰委员会、苏州市档案局所编《吴中名医录》有钱艺生平简介，其三子情况亦有简单述及。钱艺（1831—1911），字兰陔，晚号隐谷老人，为江苏太仓人，世居南郊乡。擅内科，行医于嘉定、太仓、昆山一带，颇有医名。钱艺三子，长子雅乐，字韵之，次敏捷，字勤民，三质和，字淡人，与其父皆为当地名医。长子雅乐居于太仓县南郊镇，次子敏捷定居于昆山县治之南罗庄泾村，三子淡人侍父居于太仓县蓬莱镇北市梢之张河泾。钱艺晚年，集其60年之验案，撰成《慎五堂治验录》，子三人之验案附之，共12卷。钱艺还主持撰有《念初居笔记》《重校瘟疫论》等，钱雅乐还集有《医学萃精》，钱敏捷编纂有《证治要旨》。

二、版本与主要内容

经过调取并阅读原书，对本书的版本内容特征进行了分析记录。《汤液本草经雅正》属于手稿，书稿完成后未能付梓出版，实属孤本，颇显珍贵。经查阅书中卷十末页已经出现较严重的破损，部分内容无法辨认，随着时间流逝，破损会不同程度的加重。本书钱雅乐等兄弟三人共同辑录，并由其父钱艺鉴定后成稿。书中主要著录364种药物，并间附其他药物数十种，按草、木、金、石等部排列，将其所见各家药物解说详细著录其后，从而解说药物性味、功效、主治等。

三、内容特点

校注前，对书中出现的名、字、号及书名简称等进行统计，发现全书使用标引词达500余种。校注过程中又对其进行进一步考证，以确定文献出处。对一个作者使用多个字号，以及书名和著者混用情况，经归纳整理，剔除重复，最终得出所征引的文献为《本草纲目》《本草述》《本经逢原》《神农本草经疏》《本草崇原》《本草经解》《神农本草经读》等近20种明清本草。其余出自清代医著、笔记杂谈、字书等文献，医著如《温病条辨》《温热经纬》；笔记杂谈如《浪迹丛谈》《读书乐趣》，字书如《康熙字典》等。对于明以前本草等，绝大多数转引以上明清文献，即使是《本草纲目》中的内容也大量直接引自清代本草专著。见表1。

表1　标引频次50次以上及主要相关对应书籍

标注词	姓名	出现频次	主要对应书籍	备　注
时珍	李时珍	810	《本草纲目》	
若金	刘若金	590	《本草述》	多直接引自《本草
时泰	杨时泰	15	《本草述钩元》	述钩元》
石顽	张璐	433	《本经逢原》	
仲淳	缪希雍	278	《神农本草经疏》	
隐庵	张志聪	227	《本草崇原》	
孟英	王孟英	205	《饮食谱》等	
灵胎	徐大椿	203	《神农本草经百种录》	《本草经解》为姚球
弘景	陶弘景	180	见《本草纲目》等引	托名叶天士所作
天士	叶桂	171	《本草经解》等	
修园	陈念祖	131	《神农本草经读》等	
恕轩	赵学敏	106	《本草纲目拾遗》等	

续表

标注词	姓名	出现频次	主要对应书籍	备　注
鞠通	吴塘	100	《温病条辨》等	
子由	卢子由	96	《本草乘雅半偈》	
不远	卢不远	30		
秉衡	王学权	90	《重庆堂随笔》	
丹溪	朱震亨	81	见《本草纲目》等引	
大明	大明	64	见《本草纲目》等引	《本草经解》为姚球托名叶天士所作
讱庵	汪昂	63	《本草备要》等	
内经		63	见《本草纲目》等引	
中立	李中立	61	《本草原始》	
宗奭	寇宗奭	59	见《本草纲目》等引	
藏器	陈藏器	54	见《本草纲目》等引	
颂	苏颂	50	见《本草纲目》等引	

从表1可以看出，此次校注所引文献近20种。其中标注“若金”者，多转自《本草述钩元》，鲜有直接引用《本草述》原文的情况。标注“弘景”“丹溪”“大明”“内经”“藏器”“颂”等明以前医家字号、书名者，虽然频次很高，但多转引至《本草纲目》《本草述钩元》等相关本草著作，其中失佚者，以作者所在清末时期，已经不可能看到原书了。卢不远所作《本草乘雅》为兵火所毁，其子卢子由重新整理后，题之以《本草乘雅半偈》刊行于世，故标注为“不远”者大多录于《本草乘雅半偈》。

对于征引内容，作者都做了标引。一般在征引文后以小字（单格双写）标注，标注词一般为作者的名、字、号，有时直接使用书名。由于征引的内容繁多，又受到作者学识、能力的影响，其中也不免有部分遗漏和错误。

（1）遗漏标注

如卷一白鲜皮条："其味咸，后苦复辛，苦寒之性，合以辛咸入血，宜能清散血中之滞热，而善通关节、利九窍及血脉，为诸黄风痹要药。时珍"此句仅标注"时珍"，经查考原文，句首至"宜能清散血中之滞热"出自《本草述》，文句经过作者概括，后一句"善通关节、利九窍及血脉"当出自《本草纲目》转引《日华本草》，根据本文标注方法，属遗漏标注，使读者误以为全是"时珍"语。

（2）转引致误

如卷二益智子条："其气辛热，能于开发郁结之守真中，即能敛摄脾肾之气，故著功若此。时珍"本句未见于《本草纲目》原文，而"能敛摄脾肾之气"为《神农本草经疏》"益智子"条原文。本句见于《本草述》，文字稍不同，作希雍语，至《本草述钩元》则标为濒湖语。显然杨时泰在整理《本草述》时出现了错误，且作者在转引时未作考证，致遗误至此。

（3）标注位置不尽合理

作者在文句中进行标注，虽有助于读者考察源流，但是割裂了句子，影响了阅读的流畅感，给阅读带来不便。其中一些标注将"之""盖"等虚词割裂，更加没有必要。

四、学术影响简评

《汤液本草经雅正》是一本集注类本草学专著，通观全书展现出钱氏学富五车和扎实的理论功底。

(1) 博采众家，为明清本草之缩影

全文摘录了数十种明清医药专著，几乎涉猎明清可见的大部分本草著作，同时旁征博引其他四部各类图书，将各家关于本草的雅正言论集合于一书，实为明清本草著作之缩影。

(2) 上乘经典，下通时俗

作者首列《本经》气味、主治，后又援引“四书”“五经”等内容，从字义解释开始，引出药物功用，其中不乏中医经典的引用，可见作者重视经典，力求归本溯源。同时广采当代各家言论，借用笔记、杂谈等，深入浅出，切合时用。

(3) 词雅理正，言简意赅

作者广泛阅读，涉猎众多，所选文字当为其中精妙之语，且讲解独到，切中要害。所述文字简明扼要，提纲挈领，重点突出，言简意赅地阐明了药物的功效、医理，更便于阅读学习。

(4) 纲目并举，分门别类

全书承袭《本草纲目》的分类方法，以草、木、金、石等部进行分类，种类众多的部类又细分为若干小类，如草部又分为山草、芳草、水草、毒草等 7 类。全书以 364 种药物为纲，其下又附根、茎、叶、实等品类为目，纲下列目，既扩充了药物品类，又使条理清晰，有据可查。

(5) 昭示来学，入门捷径

作者所选药物大多为临床常用，挑选各家论述又为“雅正”之语，将内容繁冗的本草浓缩于一书，易于后学者使用。文后所示作者等，为后学者指明出处，有助其进一步研究学习，实为本草入门之捷径。

药名索引

五　画

六　画

七 画

八　画

九　画

十　画

十一画

十二画

十三画

十四画

十五画

十六画

十七画

十八画

十九画

二十画

二十一画

总书目

医经

内经博议

内经提要

内经精要

医经津渡

素灵微蕴

难经直解

内经评文灵枢

内经评文素问

内经素问校证

灵素节要浅注

素问灵枢类纂约注

清儒《内经》校记五种

勿听子俗解八十一难经

黄帝内经素问详注直讲全集

基础理论

运气商

运气易览

医学寻源

医学阶梯

医学辨正

病机纂要

脏腑性鉴

校注病机赋

内经运气病释

松菊堂医学溯源

脏腑证治图说人镜经

脏腑图说症治合璧

伤寒金匮

伤寒考

伤寒大白

伤寒分经

伤寒正宗

伤寒寻源

伤寒折衷

伤寒经注

伤寒指归

伤寒指掌

伤寒选录

伤寒绪论

伤寒源流

伤寒撮要

伤寒缵论

医宗承启

桑韩笔语

伤寒正医录

伤寒全生集

伤寒论证辨

伤寒论纲目

伤寒论直解

伤寒论类方
伤寒论特解
伤寒论集注（徐赤）
伤寒论集注（熊寿试）
伤寒微旨论
伤寒溯源集
订正医圣全集
伤寒启蒙集稿
伤寒尚论辨似
伤寒兼证析义
张卿子伤寒论
金匮要略正义
金匮要略直解
高注金匮要略
伤寒论大方图解
伤寒论辨证广注
伤寒活人指掌图
张仲景金匮要略
伤寒六书纂要辨疑
伤寒六经辨证治法
伤寒类书活人总括
张仲景伤寒原文点精
伤寒活人指掌补注辨疑

诊　　法

脉微
玉函经
外诊法
舌鉴辨正
医学辑要
脉义简摩
脉诀汇辨
脉学辑要
脉经直指
脉理正义
脉理存真
脉理宗经
脉镜须知
察病指南
崔真人脉诀
四诊脉鉴大全
删注脉诀规正
图注脉诀辨真
脉诀刊误集解
重订诊家直诀
人元脉影归指图说
脉诀指掌病式图说
脉学注释汇参证治

针灸推拿

针灸节要
针灸全生
针灸逢源
备急灸法
神灸经纶
传悟灵济录
小儿推拿广意
小儿推拿秘诀
太乙神针心法
杨敬斋针灸全书

本　　草

药征
药鉴
药镜
本草汇
本草便
法古录
食品集
上医本草
山居本草
长沙药解
本经经释
本经疏证
本草分经
本草正义
本草汇笺
本草汇纂
本草发明
本草发挥
本草约言
本草求原
本草明览
本草详节
本草洞诠
本草真诠
本草通玄
本草集要
本草辑要
本草纂要
药性提要
药征续编
药性纂要
药品化义
药理近考
食物本草
食鉴本草
炮炙全书
分类草药性
本经序疏要
本经续疏
本草经解要
青囊药性赋
分部本草妙用
本草二十四品
本草经疏辑要
本草乘雅半偈
生草药性备要
芷园臆草题药
类经证治本草
神农本草经赞
神农本经会通
神农本经校注
药性分类主治
艺林汇考饮食篇
本草纲目易知录
汤液本草经雅正
新刊药性要略大全
淑景堂改订注释寒热温平药性赋
用药珍珠囊　珍珠囊补遗药性赋

方　书

医便

卫生编

袖珍方

仁术便览

古方汇精

圣济总录

众妙仙方

李氏医鉴

医方丛话

医方约说

医方便览

乾坤生意

悬袖便方

救急易方

程氏释方

集古良方

摄生总论

摄生总要

辨症良方

活人心法（朱权）

卫生家宝方

见心斋药录

寿世简便集

医方大成论

医方考绳愆

鸡峰普济方

饲鹤亭集方

临症经验方

思济堂方书

济世碎金方

揣摩有得集

亟斋急应奇方

乾坤生意秘韫

简易普济良方

内外验方秘传

名方类证医书大全

新编南北经验医方大成

临证综合

医级

医悟

丹台玉案

玉机辨症

古今医诗

本草权度

弄丸心法

医林绳墨

医学碎金

医学粹精

医宗备要

医宗宝镜

医宗撮精

医经小学

医垒元戎

证治要义

松厓医径

扁鹊心书

素仙简要

慎斋遗书
折肱漫录
济众新编
丹溪心法附余
方氏脉症正宗
世医通变要法
医林绳墨大全
医林纂要探源
普济内外全书
医方一盘珠全集
医林口谱六治秘书
识病捷法

温　　病

伤暑论
温证指归
瘟疫发源
医寄伏阴论
温热论笺正
温热病指南集
寒瘟条辨摘要

内　　科

医镜
内科摘录
证因通考
解围元薮
燥气总论
医法征验录
医略十三篇
琅嬛青囊要
医林类证集要
林氏活人录汇编
罗太无口授三法
芷园素社痎疟论疏

女　　科

广生编
仁寿镜
树蕙编
女科指掌
女科撮要
广嗣全诀
广嗣要语
广嗣须知
孕育玄机
妇科玉尺
妇科百辨
妇科良方
妇科备考
妇科宝案
妇科指归
求嗣指源
坤元是保
坤中之要
祈嗣真诠
种子心法
济阴近编
济阴宝筏
秘传女科

秘珍济阴

黄氏女科

女科万金方

彤园妇人科

女科百效全书

叶氏女科证治

妇科秘兰全书

宋氏女科撮要

茅氏女科秘方

节斋公胎产医案

秘传内府经验女科

儿　　科

婴儿论

幼科折衷

幼科指归

全幼心鉴

保婴全方

保婴撮要

活幼口议

活幼心书

小儿病源方论

幼科医学指南

痘疹活幼心法

新刻幼科百效全书

补要袖珍小儿方论

儿科推拿摘要辨症指南

外　　科

大河外科

外科真诠

枕藏外科

外科明隐集

外科集验方

外证医案汇编

外科百效全书

外科活人定本

外科秘授著要

疮疡经验全书

外科心法真验指掌

片石居疡科治法辑要

伤　　科

正骨范

接骨全书

跌打大全

全身骨图考正

伤科方书六种

眼　　科

目经大成

目科捷径

眼科启明

眼科要旨

眼科阐微

眼科集成

眼科纂要

银海指南

明目神验方

银海精微补

医理折衷目科

证治准绳眼科

鸿飞集论眼科

眼科开光易简秘本

眼科正宗原机启微

咽喉口齿

咽喉论

咽喉秘集

喉科心法

喉科杓指

喉科枕秘

喉科秘钥

咽喉经验秘传

养　　生

易筋经

山居四要

寿世新编

厚生训纂

修龄要指

香奁润色

养生四要

养生类纂

神仙服饵

尊生要旨

黄庭内景五脏六腑补泻图

医案医话医论

纪恩录

胃气论

北行日记

李翁医记

两都医案

医案梦记

医源经旨

沈氏医案

易氏医按

高氏医案

温氏医案

鲁峰医案

赖氏脉案

瞻山医案

旧德堂医案

医论三十篇

医学穷源集

吴门治验录

沈芊绿医案

诊余举隅录

得心集医案

程原仲医案

心太平轩医案

东皋草堂医案

冰壑老人医案

芷园臆草存案

陆氏三世医验

罗谦甫治验案

临证医案笔记

丁授堂先生医案

张梦庐先生医案

养性轩临证医案

养新堂医论读本

祝茹穹先生医印

谦益斋外科医案

太医局诸科程文格

古今医家经论汇编

莲斋医意立斋案疏

医　史

医学读书志

医学读书附志

综　合

元汇医镜

平法寓言

寿芝医略

杏苑生春

医林正印

医法青篇

医学五则

医学汇函

医学集成

医学辩害

医经允中

医钞类编

证治合参

宝命真诠

活人心法（刘以仁）

家藏蒙筌

心印绀珠经

雪潭居医约

嵩厓尊生书

医书汇参辑成

罗氏会约医镜

罗浩医书二种

景岳全书发挥

新刊医学集成

寿身小补家藏

胡文焕医书三种

铁如意轩医书四种

脉药联珠药性食物考

汉阳叶氏丛刻医集二种